LUTZ GRAUMANN • MARCEL ANDRÄ • TORSTEN PFITZER

W0044688

FUNKTIONELLES
FASZIENTRAINING
MIT DER **BLACKROLL**®

riva

Bibliografische Information der Deutschen Nationalbibliothek:
Die Deutsche Nationalbibliothek verzeichnet diese Publikation in der Deutschen Nationalbibliografie;
detaillierte bibliografische Daten sind im Internet über
http://d-nb.de abrufbar.

Danksagung
Die Autoren danken an dieser Stelle Dr. Sabine Bleuel. Sie hat einen großen Teil zu diesem Buch
beigetragen. Mit ihrer internationalen Erfahrung mit dem Fasziendistorsionsmodell stand Sabine immer
mit Rat und Tat zur Seite. Sie teilte ihr gesamtes Wissen bereitwillig, was dieses Buch mitgeprägt hat.

Wichtiger Hinweis
Sämtliche Inhalte dieses Buches wurden – auf Basis von Quellen, die die Autoren und der Verlag für
vertrauenswürdig erachten – nach bestem Wissen und Gewissen recherchiert und sorgfältig geprüft.
Trotzdem stellt dieses Buch keinen Ersatz für eine individuelle Fitnessberatung und medizinische Beratung
dar. Wenn Sie medizinischen Rat einholen wollen, konsultieren Sie bitte einen qualifizierten Arzt.
Der Verlag und die Autoren haften für keine nachteiligen Auswirkungen, die in einem direkten oder
indirekten Zusammenhang mit den Informationen stehen, die in diesem Buch enthalten sind.

Für Fragen und Anregungen:
info@rivaverlag.de

Originalausgabe
6. Auflage 2018
© 2015 by riva Verlag, ein Imprint der Münchner Verlagsgruppe GmbH
Nymphenburger Straße 86
D-80636 München
Tel.: 089 651285-0
Fax: 089 652096

Alle Rechte, insbesondere das Recht der Vervielfältigung und Verbreitung sowie der Übersetzung,
vorbehalten. Kein Teil des Werkes darf in irgendeiner Form (durch Fotokopie, Mikrofilm oder ein
anderes Verfahren) ohne schriftliche Genehmigung des Verlages reproduziert oder unter Verwendung
elektronischer Systeme gespeichert, verarbeitet, vervielfältigt oder verbreitet werden.

Umschlaggestaltung: Melanie Melzer, Christoph Dirkes
Umschlagabbildung und Übungsfotos im Innenteil: Sebastian Schöffel
Bild S. 38: istockphoto.com/Eraxion
Manuskriptbearbeitung: Daniel Beck
Lektorat: Katja Rosenbohm
Layout, Satz und Bildbearbeitung: mediathletic bild + design · www.mediathletic.com
Druck: Firmengruppe APPL, aprinta Druck, Wemding
Printed in Germany

ISBN Print 978-3-86883-694-3
ISBN E-Book (PDF) 978-3-86413-939-0
ISBN E-Book (EPUB, Mobi) 978-3-86413-940-6

Weitere Informationen zum Verlag finden Sie unter

www.rivaverlag.de
Beachten Sie auch unsere weiteren Verlage unter www.m-vg.de

BASICS   8

TRAINING & FITNESS   48

WORKOUTS   152

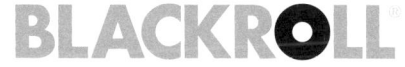

INTRO

Bewegung ist Leben. Gezielte Bewegung im Alltag und beim Sport trägt dazu bei, dass Sie langfristig Ihre Lebensqualität aufrechterhalten und vielleicht sogar optimieren.

BLACKROLL®-Produkte werden seit mehr als zehn Jahren tagtäglich im Spitzensport in diversen Disziplinen eingesetzt und sind nicht mehr aus dem Trainings- und Wettkampfalltag wegzudenken. Begonnen hat dieser Trend mit Selbstmassagen, die die Sportler nach anstrengenden Trainingseinheiten oder Wettkämpfen durchgeführt haben, um die Regeneration des Körpers zu beschleunigen. Je mehr die Athleten und deren Therapeuten mit den Produkten arbeiteten, desto vielfältiger wurden deren Einsatzgebiete. Mittlerweile werden die BLACKROLL®-Produkte sowohl zum Aufwärmen, im funktionellen Training, in der Regeneration als auch in der Therapie eingesetzt.

Mit *Funktionelles Faszientraining mit der BLACKROLL®* wollen wir Ihnen nicht nur eine Vielzahl an möglichen Übungen und Selbstmassagetechniken demonstrieren und beschreiben. Wir möchten Ihnen auch einen kleinen Einblick in die Faszination der funktionellen Anatomie unseres Körpers

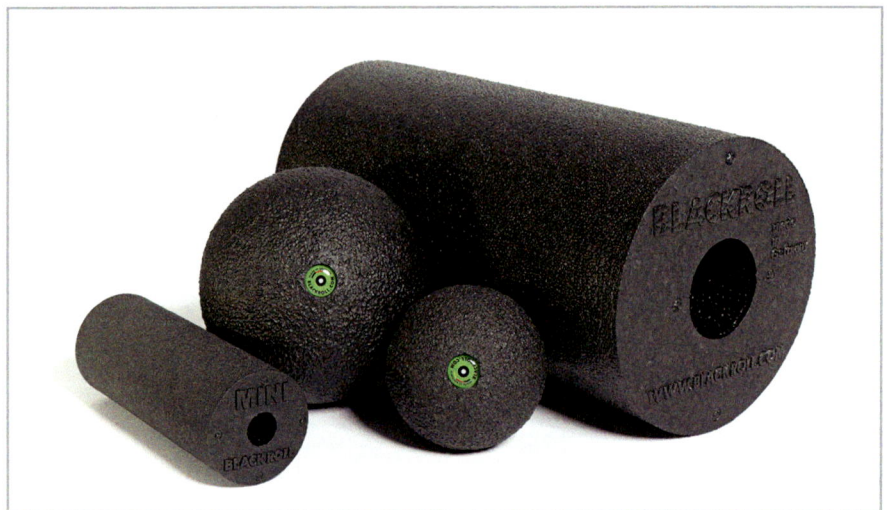

Für Training und Selbstmassage gibt es verschiedene BLACKROLL®-Tools

vermitteln und Sie damit dazu anregen, sich mehr mit Ihrem eigenen Körper auseinanderzusetzen und zu erforschen, wie die einzelnen Strukturen zusammenhängen und zusammenarbeiten.

Die Übungen, die verschiedene Schwierigkeitsgrade haben, stellen nur einen Bruchteil von dem dar, was mit den BLACKROLL®-Produkten möglich ist. Je mehr Sie sich mit Ihrem Körper, den Produkten und den Trainingsmöglichkeiten auseinandersetzen, desto mehr Einsatzgebiete und Übungen werden Ihnen zusätzlich noch einfallen.

Bitte steigen Sie nicht immer gleich bei den Übungen mit dem höchsten Schwierigkeitsgrad (Level 3) ein, sondern schalten Sie lieber anfangs einen Gang zurück und beginnen Sie mit den einfacheren Übungen. Wenn Sie sicher sind, dass Sie diese wirklich in einer hohen Bewegungsqualität ausführen können, können Sie den Schwierigkeitsgrad steigern.

OBERSTE ZIELE DES BLACKKROLL-TRAININGS

Steigern Sie immer erst die Bewegungsqualität, bevor Sie die Bewegungsquantität erhöhen (siehe Seite 51). Nur dadurch erreichen Sie die obersten Ziele des BLACKROLL®-Trainings:

1. Herstellung/Wiederherstellung einer maximalen schmerzfreien Bewegungsfreiheit des gesamten myofaszialen und skelettalen Systems
2. Erlangen eines posturalen Gleichgewichts (Symmetrie und Harmonie der Körperhaltung und des Gleichgewichts)
3. Ein gezielter Abbau von Dysbalancen (zum Beispiel Unterschiede von rechter und linker Körperhälfte, Beuge- und Streckmuskulatur)

BASICS

FUNCTIONAL TRAINING

SELF-MYOFASCIAL TECHNIQUES

WORKOUTS

EINFÜHRUNG IN DIE FUNKTIONELLE ANATOMIE

Muskeln – der Inbegriff von Stärke. Wer nur an sie denkt, hat schon eine klare Vorstellung von dieser ungeheuren Power. Diese rötlich schimmernden, strukturierten Fasern, die allein dafür verantwortlich sind, dass wir schwere Gegenstände bewegen können. Doch dieses Bild ist falsch! Unsere Muskeln sind gar nicht so straff. Selbst wenn sie definiert und angespannt unter der Haut sichtbar werden. In Form gehalten und in Stränge geformt werden sie von etwas ganz anderem: den Faszien. Diese sind so etwas wie die innere »Haut«, die sich über Muskeln, Knochen und Sehnen legt und all dies miteinander vernetzt. Neben unserem Nervensystem sind die Faszien die einzigen Strukturen, die uns durchgängig von Kopf bis Fuß verbinden. Diese »zweite Haut« – bis vor Jahren noch abfällig als nutzloses »Bindegewebe« bezeichnet – denkt und lenkt unsere Bewegungen. Neuere Forschungsergebnisse haben gezeigt, dass die Faszien genauso wie die Haut nicht als Hülle, sondern als Sinnesorgan betrachtet werden müssen.
Richtig trainiert beziehungsweise stimuliert, lässt uns das hochkomplexe Gewebe des menschlichen Körpers sogar schneller laufen, weiter und höher springen und flexibel in der Bewegung bleiben – kurzum, es macht uns insgesamt leistungsfähiger.

Ähnlich wie die Muskeln lassen sich Faszien über einen richtig gesetzten und gut getimten Reiz stärken, aber auch in Ermangelung von Bewegung oder einer Überforderung schwächen. Bemerkbar macht sich eine geschwächte Faszie durch Schmerz. Denn vielfach rühren die allseits bekannten Rückenbeschwerden eben nicht – wie jahrzehntelang angenommen – von der verschlissenen Bandscheibe, einem blockierten Wirbel oder einem verspannten Muskel, sondern von Einrissen oder Verklebungen und anderen mikroskopisch kleinen Verletzungen in den Faszien. Jetzt kommt die gute Nachricht: Ein sehr hoher Prozentsatz dieser Erkrankungen lässt sich komplett heilen. Mit den richtigen Trainings- und Therapieansätzen durch BLACKROLL®-Training werden die Fasern wieder neu ausgerichtet, besser versorgt und die Schmerzen verschwinden schon nach wenigen Wochen. Muskeln ohne Faszien und Faszien ohne Muskeln – beides würde nicht funktionieren. Allerdings lassen sich beide »Bauteile« im Gegensatz zu Knochen, Sehnen und Gelenken hervorragend trainieren – und zwar durch ein funktionelles fasziales Workout mit der BLACKROLL®.

Wurde die BLACKROLL® in den vergangenen Jahren fast ausschließlich im Rahmen des regenerativen Trainings eingesetzt, also erst nach der typischen Trainingseinheit, zeigen neue Studien von Graham MacDonald und anderen aus dem Jahr 2013, dass sich diese Methode auch hervorragend für ein funktionelles Aufwärmen eignet. Dort wurde bewiesen, dass die Spannung der Muskulatur gesenkt werden kann, ohne dass der Kraftoutput nachteilig beeinflusst wird. Zusätzlich lässt sich die BLACKROLL® hervorragend als Trainingsgerät zur Kräftigung nutzen, um beispielsweise Sportler absichtlich für bestimmte Übungen aus dem Gleichgewicht zu bringen.

Dieses Buch bietet Ihnen einen wissenschaftlich fundierten und cleveren funktionellen Mix aus Faszien- und Muskeltraining. Funktionell daher, weil alle an der Bewegungsausführung beteiligten Muskeln und Faszien nicht isoliert, sondern gemeinsam gefordert und gefördert sowie ins Training einbezogen werden. Das **Functional- und Faszien-Training** optimiert ganze Bewegungsabläufe, die wir für den Alltag oder beim Sport brauchen. Mit diesen dreidimensionalen Übungen werden funktionelle anatomische Ketten aktiviert, möglichst viele Muskeln über mehrere Gelenke angesprochen und dabei noch die Faszien stimuliert. Ausgangspunkt für diese Workouts ist immer ein stabiler Rumpf, der sich durch zahlreiche statische wie dynamische Übungen für die Bauch- und Rückenmuskulatur kräftigen lässt.

Nehmen Sie sich ein wenig Zeit, lesen Sie sich kurz ein und dann beginnen Sie mit den Workouts. Sie werden schnell feststellen, wie Sie schon nach wenigen Minuten des Trainings beweglicher, schmerzfreier und leistungsfähiger werden.

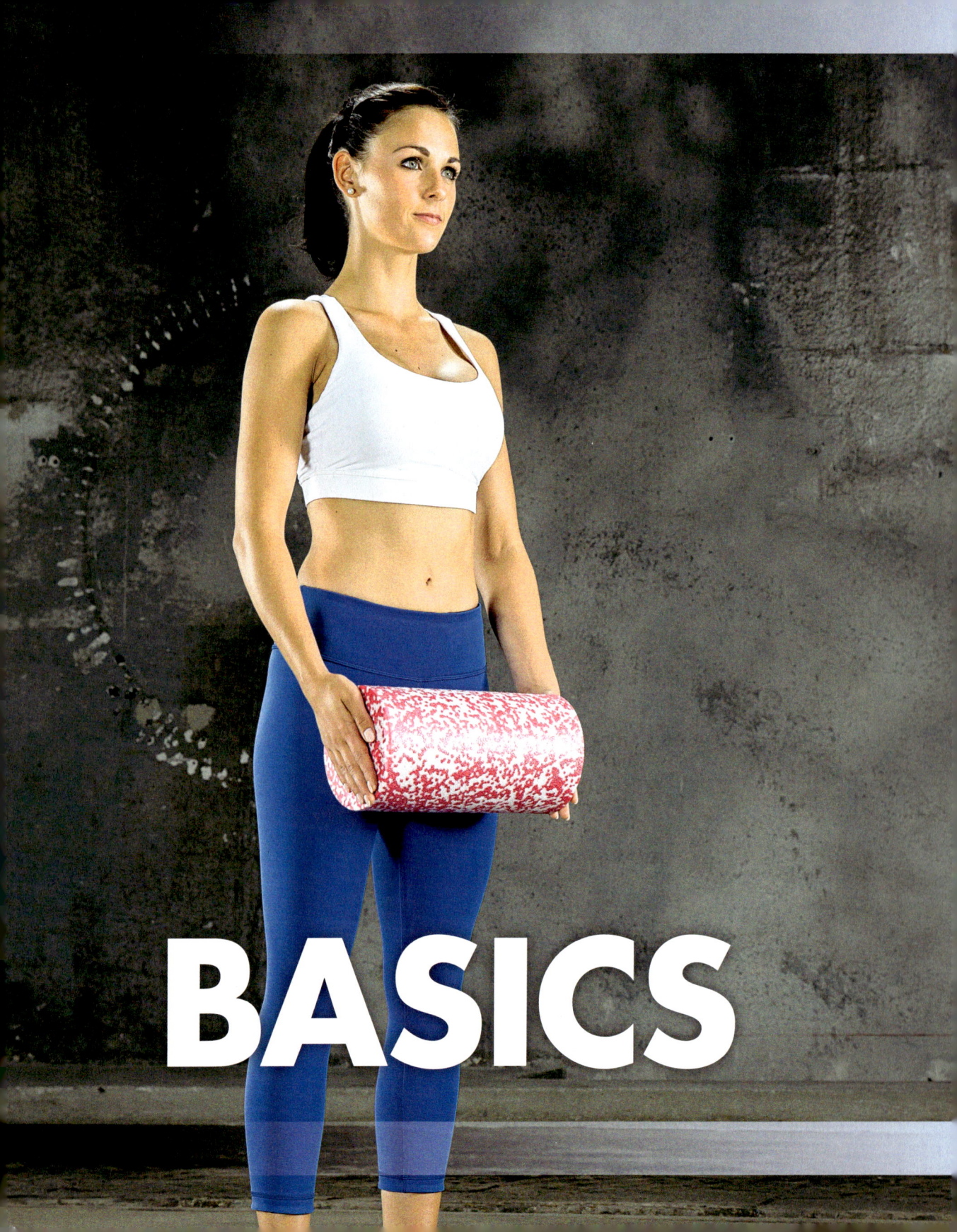

BASICS

DENKER UND LENKER UNTER DER HAUT:
FASZINATION FASZIEN

Die Faszien sind ein ganz besonderer Teil des Bindegewebes. Sie durchziehen den menschlichen Körper ohne Unterbrechung vom Kopf bis zu den Zehenspitzen. Muskeln, Knochen, Nerven, Blutgefäße, Organe sowie Gehirn und Rückenmark werden nicht nur von dieser »Haut« umschlossen, sondern sind sogar untereinander verwebt – vergleichbar mit einem Schwamm oder einem dreidimensionalen Spinnennetz, das je nach Verknüpfung 0,3 bis 3 Millimeter dick ist. Ohne dieses Fasziennetz würden im Körperinneren die Organe herumfliegen, die Muskeln auslaufen, die Knochen herumbaumeln. Selbst die Bänder, Sehnen und Gelenkkapseln sind nach Ansicht anerkannter Faszienforscher integraler Bestandteil dieses körperumspannenden Netzes.

Dieser faszinierende Gewebe-typ enthält außerdem un-glaublich viele »Fühler«, die ihre Informationen von Posi-tion und Lage direkt an den Muskel und das zentrale Ner-vensystem weiterleiten und so seine Spannung (Tonus) be-einflussen können. Je trainier-ter diese Faszien sind, desto sensibler können diese Fühler

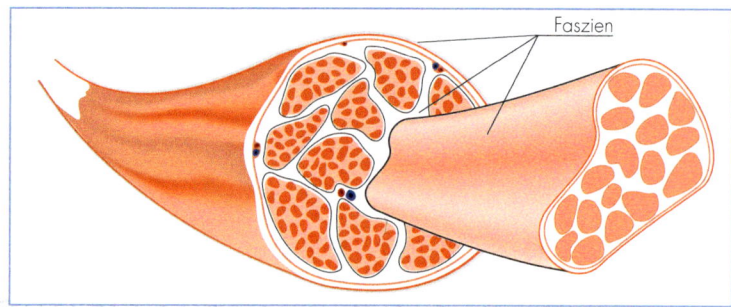

Die Faszien geben den Muskeln die Struktur.

arbeiten. Dieses körpereigene Feedback, das über die sensiblen Mechanorezepto-ren der Faszien erzeugt wird, hilft, das Gleichgewicht in schwierigen Situationen zu halten, Muskeln und Sehnen schnell anzusteuern und dreidimensionale Bewe-gungen auszuführen, aber auch Fehlhaltungen schneller aufzuspüren und zu kor-rigieren. Mit ein Grund, warum die Faszien von den Wissenschaftlern als weiteres Sinnesorgan »anerkannt« werden – für die Körperwahrnehmung. Je intakter solch eine Faszie ist, desto besser funktioniert sie auch in puncto Eigenwahrnehmung.

Doch was für Sportler, Trainer, Therapeuten und Biomechaniker noch viel interes-santer ist: Faszien sind bei der Bewegung unmittelbar am Energietransfer beteiligt. Zum einen verwandeln die Faszien die Kraft des Muskels in Bewegung, da sie so-wohl mit dem Knochen als auch dem Muskel verbunden sind, zum anderen können sie aufgrund ihrer biomechanischen Eigenschaften Bewegungsenergie speichern und diese durch einen Katapulteffekt beziehungsweise Reboundeffekt zurückge-ben. Erreicht wird sie durch eine Vorspannung wie bei einer Sprungfeder. Die Ener-gie, die dort gespeichert wird, entlädt sich dann durch ein gezieltes Loslassen.

Am Beispiel des Kängurusprungs lässt sich das gut erklären. Das Känguru hat eine elastische Achillessehne, die Muskel und Knochen über das Gelenk hin-weg verbindet. Durch die Dehnung vor dem Absprung nimmt die Sehne Ener-gie auf und verlängert sich. Beim Absprung gibt sie die gespeicherte Energie ab und geht wieder zurück in die Ausgangsposition. Beim erneuten Aufkommen wird die Sehne wieder maximal gedehnt.

In Untersuchungen konnte festgestellt werden, dass dynamisch federnde Bewegun-gen wie beim Laufen und Hüpfen durch Faszien erzeugt werden und nicht durch Muskeln, wie lange angenommen. Je häufiger diese federnden, ballistischen Bewe-gungen trainiert werden, desto ausgeprägter wird dieser »Energy-Return-Effekt«. Möglich machen diese Elastizität die Bauweise der Faszien, ihr Faserverlauf und der Baustoff Elastin, das neben Kollagen Hauptbestandteil der Faszien ist.

Elastin und Kollagen sind Proteine, die in den Bindegewebszellen, den soge-nannten Fibroblasten stetig auf- und abgebaut werden. Während Dehnungen die Produktion von kollagenen Fasern aktivieren, lässt sich durch dynamische Reize wie Sprünge die Produktion von elastischen Fasern ankurbeln. Je nach Art des Trainings – Umfang wie Intensität – beziehungsweise des Reizes er-neuern sie sich, allerdings im Vergleich zu den Muskeln eher behäbig. Experten gehen davon aus, dass sich innerhalb von zwei Jahren das Fasziengewebe im Körper komplett erneuert. Das ebenfalls im Bindegewebe enthaltene Wasser sorgt für einen Austausch und die Ernährung dieser Fasern. Allerdings nimmt die Menge dieses Bindegewebswassers mit zunehmendem Alter ab, dem kann durch eine verstärkte Aktivierung der Faszien entgegengesteuert werden.

FUNKTIONEN DER FASZIEN

Faszien sind keine Trennschicht, sondern vielmehr die Struktur, die alle Gewebearten mitein-ander verbindet. Ihre Funktionen sind:

1. Struktur: Faszien umhüllen, polstern und schützen Gewebearten und Organe.
2. Bewegung: Faszien ermöglichen ein reibungsarmes Gleiten der Muskeln, Sehnen und Bänder. Gleichzeitig helfen sie bei der Kraftübertragung und der Speicherung von kinetischer Energie.
3. Versorgung: Faszien werden auch für Stoffwechsel, Flüssigkeitstransport und Nahrungszufuhr gebraucht.
4. Kommunikation: Reize und Informationen aus der Umwelt werden in den Faszien wahr-genommen und an umliegende Zellen und das zentrale Nervensystem weitergeleitet.

Im Idealfall zeichnet sich eine Faszie bei genauer Betrachtung dadurch aus, dass sie zwar straff, aber sehr gut verschiebbar ist. Dieser Zustand erlaubt dann auch maximale Dehnungen ohne Einrisse. Experten können die wellen-förmigen Fasern, die sich in einem Scherengitter strukturieren, mit modernen Untersuchungsmethoden sichtbar machen. Je nachdem, wo sich die Faszien im Körper befinden und welche Aufgaben sie übernehmen, haben sie eine un-terschiedliche Struktur und eine andere Zusammensetzung. Also, eine Faszie kann fest, stark und belastbar oder auch elastisch, flexibel und weich sein.
Die Wissenschaft unterscheidet verschiedene Faszienarten, je nach Position. Die oberflächliche Faszienschicht befindet sich direkt unter der Epidermis und ist mit dem Unterhautfettgewebe in direkter Verbindung. Die tiefen Faszien-schichten geben der Muskulatur ihre funktionelle Hülle und unterteilen die Muskelfasern und Bündel durch die Bildung von Septen (Scheidewänden).

ALLES UNTER SPANNUNG:
DAS TENSEGRITY-MODELL

Wissenschaftler und Anatomieexperten wie der US-Amerikaner Thomas Myers sprechen bei der Verbindung von Faszien und Muskeln von einem Spannungsnetzwerk und geben dieser besonderen Statik den Namen »Tensegrity«. Dieser Begriff ist eine Kombination aus *tension* (Spannung) und *integrity* (Zusammenhalt). Dieses Netzwerk zeichnet sich dadurch aus, dass es sowohl aus stabilen als auch elastischen Bestandteilen besteht. Um der Konstruktion allerdings bei einer »Verformung« auch Stabilität zu geben, müssen die elastischen Bestandteile unter Spannung stehen. Dieses Modell ist auch wiederum ein Indiz dafür, dass die Muskeln nicht isoliert arbeiten, sondern im Verbund mit den Faszien. Der Körper funktioniert immer mit Aktion und Reaktion – auch bei der Bewegung. Und hier übernehmen die Faszien die Funktion des Bindeglieds zwischen Muskeln und Knochen.

Auch die Sehnen, durch die die in den Muskeln erzeugte Kraft auf den Bewegungsapparat übertragen wird, zählen zur Familie der Faszien. Ihre Kraftübertragung ist umso effizienter, wenn sich die Ausrichtung und Organisation der Faszienstruktur an die Bewegungsausführung angepasst hat. Aber je weniger angepasst das Fasziensystem ist, desto weniger elastisch ist der Bewegungsapparat und desto schlechter ist die Versorgung mit Nährstoffen und Flüssigkeit. Durch spezielles Training werden die Faszien aber nicht nur stark, sondern auch sehr flexibel. Je geschmeidiger das Fasziengewebe ist, desto belastbarer und weniger anfällig ist es für Schmerzen.

Doch genauso wie Muskeln können auch Faszien überlasten, verhärten bzw. verkümmern, wenn sie entweder falsch oder gar nicht gefordert werden. So können Verletzungen, Narbenbildung, Entzündungen oder immer wiederkehrende Überlastung die Struktur der Faszien verändern und die Elastizität verringern.

Während Muskeln elastisch sind und immer wieder schnell in ihre Ursprungsposition zurückkehren, sind Faszien dagegen plastisch. Sie nehmen oft die Form und Beschaffenheit an, die ihnen abverlangt wird. Können sie diese Anforderungen nicht leisten, »verfilzen« sie beziehungsweise bilden sogenannte Cross-Links (Querverbindungen) oder reißen gar.

Wenn beispielsweise der Schulter-Nacken-Bereich aus dem Lot gerät, ist meist der Nacken überstreckt und der Schulter- und Brustbereich verkürzt. Dann vernetzen sich die Faszien in diesem Bereich verstärkt.

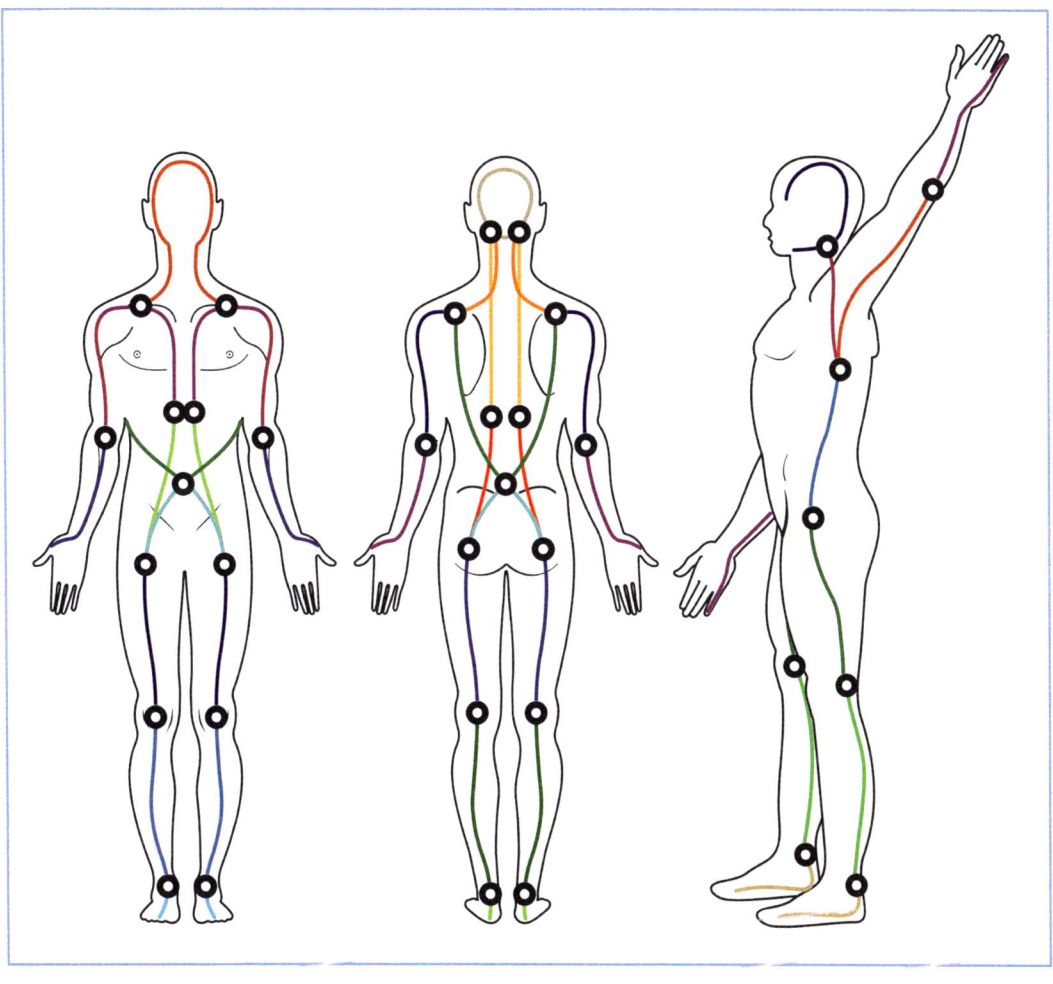

Die funktionellen Leitungsbahnen verlaufen durch den gesamten Körper.

CROSS-LINKS

Nach längeren Fehlhaltungen, Verletzungen oder einer Ruhigstellung kann eine Faszie sogenannte Cross-Links bilden. Diese Querverbindungen können die Dehnfähigkeit des Bindegewebes negativ beeinflussen und so auch die Beweglichkeit verschlechtern. Durch regelmäßiges Training lassen sich Cross-Links einerseits verhindern, andererseits auch wieder auflösen. Bei besonders extremen Querverbindungen muss allerdings ein Therapeut im ersten Schritt diese ausfindig machen und mit der Erstbehandlung beginnen.

Hartes Training oder starke Gewebebelastung allgemein führen immer zu Mikrozellverletzungen im Muskel- und Fasziengewebe (sogenanntem Muskelkater). Die Folge sind etliche minimale Entzündungsherde, die durch das gleichzeitige Vorhandensein von Stoffwechselzwischen- und -endprodukten zusätzlich gefördert werden und das myofasziale (myo = Muskel, faszial = Faszie) Gewebe verkleben können.

Zudem sind die Faszien mit ihrer Gitternetzstruktur aus Kollagen und Elastin wesentlich weniger flexibel als Muskelfasern. Dies ist auch der Aufgabe des Bindegewebes geschuldet, den Muskel vor Überdehnung oder gar Rissen zu schützen. Sind nun die Faszien nicht ausreichend mit Flüssigkeit versorgt, steigt das Risiko eines Überstrapazierens der Faszien erheblich. Diese Gefahr besteht besonders bei starken, ruckartigen Bewegungen. Denn die spröden Faszien sind nicht mehr widerstandsfähig genug und anfällig für Verletzungen.

Bei den funktionellen Leitungsbahnen oder auch anatomischen Zuglinien – in Anlehnung an das Konzept der »Anatomy Trains« von Thomas Myers – handelt es sich um funktionelle Ketten von Muskeln, Sehnen und Faszien, die gewisse Bewegungen ermöglichen oder aber auch limitieren können. Obwohl diese Strukturen alle in ihre anatomischen Grundbausteine zerlegt werden können, ist die einzelne oder isolierte Betrachtung wenig zielführend, da diese Gewebearten niemals alleine eine Funktion oder Bewegung ausführen. Jegliche körperliche Aktivität ist ein fein orchestriertes Zusammenspiel von Muskeln, Sehnen, Bändern und Faszien. Bei diesem Zusammenspiel werden die myofaszialen Strukturen für Beuge- und Streckbewegungen, das Gewebe der Körpervorder- und -rückseite (ventral/dorsal) und sogar Muskeln der rechten und der linken Körperhälfte harmonisiert.

Die längste Zugverbindung, die oberflächliche Rückenlinie, beginnt an der Fußsohle (mit der Plantarfaszie) und endet erst in der Kopfschwarte.
Die Zwischenstationen sind:
• Waden
• hintere Oberschenkel (Hamstrings)
• Gesäß
• Rückenstrecker (LWS, BWS und HWS)

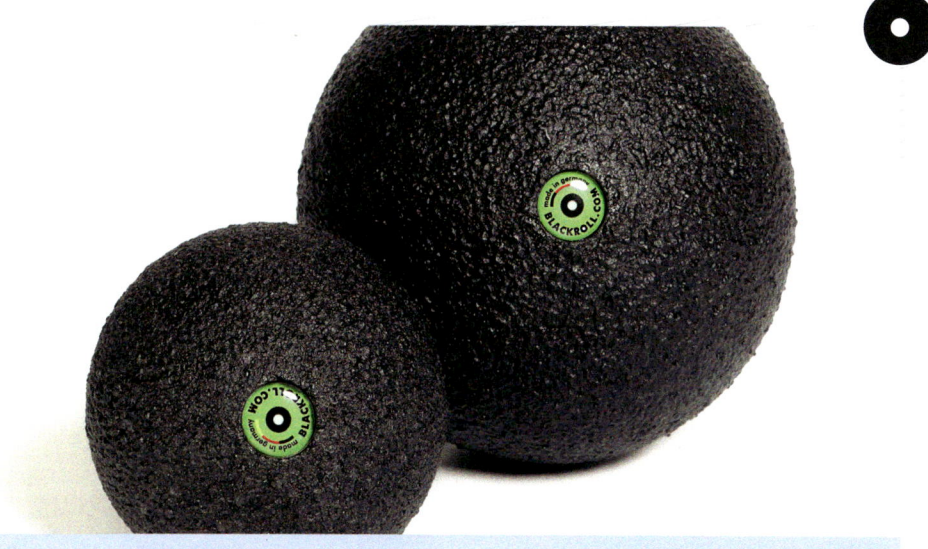

TEST: **FUSSSOHLENMASSAGE**

Probieren Sie aus, was eine bewegliche Faszie zu leisten vermag. Machen Sie den Test! Eine kurze Massage der Fußsohle mit dem BLACKROLL®-Ball kann Ihre Beweglichkeit extrem verbessern – ohne dass Sie dabei die Beine stretchen, den Rücken dehnen oder die Hüfte mobilisieren müssen. Warum? Weil die Plantarfaszie, die sich dort befindet, mit unserem Rücken verbunden bzw. der gesamten Rückseite vernetzt ist. Machen Sie den Vorher-nachher-Test. Versuchen Sie erst mit den ausgestreckten Armen bei fast durchgedrückten Knien vornübergebeugt mit den Fingerspitzen den Boden zu erreichen. Dann massieren Sie für mindestens 30 Sekunden Ihre Fußsohle mit dem BLACKROLL®-Ball. Dazu stellen Sie sich aufrecht hin und rollen den Fuß langsam mit mäßigem Druck auf dem Ball vor und zurück. Achten Sie darauf, dass Sie auch den Fußaußen- und -innenrand mit mobilisieren. Wenn Sie eine empfindliche oder sogar schmerzhafte Stelle gefunden haben, erhöhen Sie für sechs bis acht Sekunden den Druck und umkreisen die empfindliche Stelle. Jetzt wiederholen Sie den Test.

Und? In den meisten Fällen kommen Sie dem Fußboden mit den Fingerspitzen ein ganzes Stück näher. Je regelmäßiger Sie diese Massage in Ihrem Alltag anwenden, desto besser werden Sie sich fühlen.

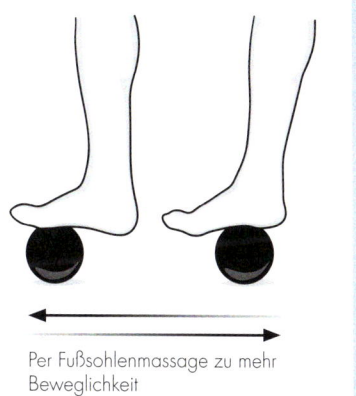

Per Fußsohlenmassage zu mehr Beweglichkeit

INTERVIEW
MIT ROBERT SCHLEIP

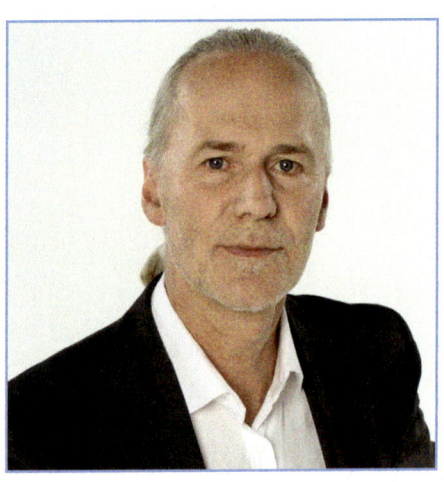

DR. ROBERT SCHLEIP IST EINER DER FÜHRENDEN EXPERTEN DER FASZIENFORSCHUNG.
IM INTERVIEW BEANTWORTET DER HUMANBIOLOGE DIE WICHTIGSTEN FRAGEN ZUM TRAINING DER FASZIEN UND ZUM EINSATZ DER BLACKROLL® IM SPORT UND DER THERAPIE.

WOHER KOMMT PLÖTZLICH DIESE ERKENNTNIS, DASS FASZIEN STÄRKER AN DER BEWEGUNG BETEILIGT SIND ALS LANGE ANGENOMMEN?

Das klassische Modell des Bewegungsapparats hat sich in den vergangenen Jahren gewandelt. Früher übernahm das Bindegewebe nach Meinung der Wissenschaftler lediglich einen passiven Part als Verpackungshülle. Es wurde angenommen, dass der Muskel über die Sehne seine Kraft überträgt. Seitdem sich aber das Bindegewebe genau wie Muskeln per Elektromyografie messen lässt, hat sich die Denkweise verändert. Denn es wurde festgestellt, dass Faszien Energie speichern und abgeben können, Kräfte umlenken beziehungsweise im Fall von Verletzungen und Beschwerden umleiten können.

DIE FASZIEN WERDEN AUCH ALS SECHSTES SINNESORGAN BEZEICHNET – WARUM?

Die Faszien sind verantwortlich für den Körpersinn – die Propriozeption. Wissenschaftler haben festgestellt, dass Faszien auch sechsmal mehr Fühler besitzen als die Muskelspindel. Das Nervensystem nutzt diese Rezeptoren an der Faszienoberfläche auch als Fühler, um zu wissen wie der Stand des Bewegungsapparats ist – also muss mehr rechts oder links gezogen werden, um im Gleichgewicht zu bleiben. Die bewusste und unbewusste Körperwahrnehmung hängt von der Rückmeldung der unzähligen Rezeptoren in den Faszien ab. Allerdings konnte man auch belegen, dass diese Fühler auf Stress beziehungsweise Botenstoffe, die ausgeschüttet werden, sensibel reagieren und die Faszie versteifen lassen.

HABEN WIR DIE KRAFT DER MUSKELN IN DER VERGANGENHEIT ÜBERSCHÄTZT?

Zum Teil. Beim Laufen, Hüpfen, Gehen oder Rennen profitieren wir Menschen von der Katapultmechanik der Faszien. Hier sind wir in unserer Gattung einzigartig. Kein Schimpanse und kein Bonobo kann das, denn ihnen fehlen diese fasziale Federungsdynamik und der Reboundeffekt. Wie eine Sprungfeder spannt sich die Faszie vor und entlädt dann ihre komplette Bewegungsenergie. Ob diese Faszien allerdings gut arbeiten können, hängt davon ab, wie geschmeidig sie sind und ob das intramuskuläre Bindegewebe nicht verfilzt ist. Dies lässt sich sehr gut durch myofasziale Techniken – also die Massage mit der BLACKROLL® – verbessern.

Bei den kenianischen und äthiopischen Läufern ist dieser Reboundeffekt optimal ausgeprägt, da deren Achillessehne eine andere Länge besitzt und auch in einem anderen Winkel ansetzt. Nicht ihre Muskulatur ist also effizienter, sondern die Federung.

WIE LASSEN SICH FASZIEN TRAINIEREN?

Hier muss man unterscheiden zwischen den Sehnen und dem intramuskulären Bindegewebe. Für das extramuskuläre Bindegewebe wie Sehnen braucht es 70 Prozent der Maximalkraft, damit die Fibroplasten das Bindegewebe erneuern. Daher ist es beim Kräftigen der Sehnen und beim Aufbau von Kollagen sinnvoll, die Faszien hochintensiv und kurz mit wenigen Wiederholungen zu belasten. Faszientraining ist wie ein Kippschalter, der verrostet ist. Man muss ihn nur einmal deutlich stimulieren, dann herrscht Licht für die nächsten Tage. Die Muskulatur funktioniert eher wie ein Dimmer. Je mehr sie trainiert wird, desto stärker wird sie – innerhalb bestimmter physiologischer Grenzen.

Mit diesen kraftbetonten Impulsen erhöht man die Resilienz – die Widerstandsfähigkeit – der Sehne. Allerdings ist solch ein Training eine Gratwanderung und sollte nur von erfahrenen Therapeuten geleitet werden. Das intramuskuläre Bindegewebe braucht dagegen nur 30 Prozent der Maximalkraft.

DAS BEDEUTET, MAN TRAINIERT BEI JEDEM TRAINING MUSKULATUR UND FASZIEN?

Bei vielen Sportarten werden die Faszien mittrainiert. Der Unterschied ist aber, dass das Bindegewebe langsamer wächst als die Muskeln. Das hat wiederum zur Folge, dass dieses schneller überlastet. Reiz und Regeneration sind entscheidend. So wächst eine Faszie weit weniger stark als ein Muskel. Wer mit Faszienfitness beginnt, braucht Geduld, da es mehrere Monate dauert, bis sich das Kollagen erneuert. Dafür baut es sich dann auch nicht so schnell wieder ab. Kurz gesagt: Faszienfitness ersetzt das normale Kraft- und Ausdauertraining nicht, sondern ergänzt es.

SIE SIND EIN FAN VON SPRINGEN UND HÜPFEN?

Ja, aber nicht um jeden Preis, sondern lautlos und federnd. Wer es probieren will, sollte darauf achten, dass er relativ leise – also nicht trampelnd – läuft sowie springt und die Federung wahrnimmt. Dabei setzt der Läufer die langkettigen Faszien an Fußsohle, Wade und Oberschenkelrückseite ein und verbessert deren Elastizität. Je elastischer diese Faszien sind, desto mehr Bewegungsenergie können sie aufnehmen und dann wieder abgeben.

GIBT ES WEITERE SPORTARTEN, DIE DIE FASZIEN SPIELERISCH MITTRAINIEREN?

Alle Sportarten, die ein Körpergefühl verlangen und bei denen es Variationen der Bewegung gibt, wie beispielsweise Tanzen und Turnen.

GIBT ES AUCH SPORT, DER UNGESUND FÜR DIE FASZIEN IST?

Faszien mögen keine mechanischen, gleichförmigen und einseitigen Bewegungen. Wer also Rad fährt oder immer im gleichen Rhythmus läuft, trainiert zwar seine Ausdauer und auch seine Muskeln, aber weniger seine Faszien. Gerade beim Laufen ist es sinnvoll, spielerische Übungen aus dem Lauf-ABC einzubauen, Schrittlängen zu variieren, rückwärts zu laufen und praktisch die ganze Palette der Bewegungsmuster in eine Einheit einzubauen.

Das Radfahren besitzt ein maschinelles Bewegungsmuster und ist muskulär geprägt. In der Phase, in der Druck aufs Pedal ausgeübt wird, verkürzen sich die roten Muskeln. Hier bietet es sich an, am besten vor und nach dem Fahren, ein Alternativprogramm zu absolvieren, das die gesamte Muskel- und Faszienkette inklusive der Beine und des Rumpfs einschließt.

Eine kräftige Faszie kann auch beim Laufen, Radfahren oder Reiten Probleme bereiten. Nämlich dann, wenn sie nicht elastisch genug ist. So besitzen viele Läufer an der Außenseite des Oberschenkels ein zwei bis drei Zentimeter breites Band, das oftmals zu Schmerzen führt, allerdings im Knie. Auch Reiter können Schmerzen durch eine verdickte Faszie an der Innenseite ihrer Oberschenkel haben – dem sogenannten Reiterknochen; in Wahrheit eine verdickte Faszie. Eine durch Belastung verdickte Faszie lässt sich aber durch die Selbstmassage mit der BLACKROLL® wieder flexibel und geschmeidig machen.

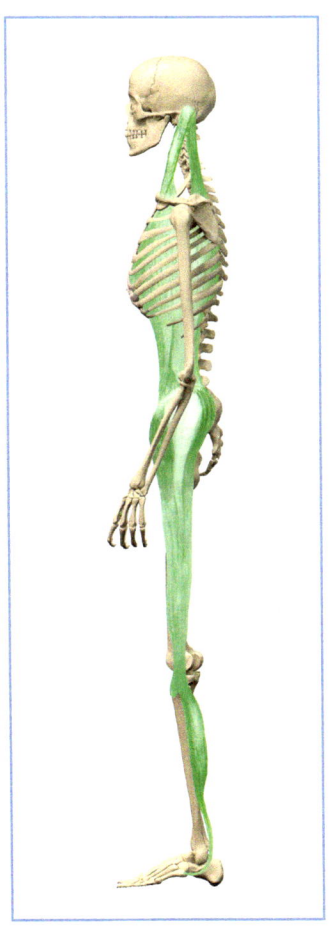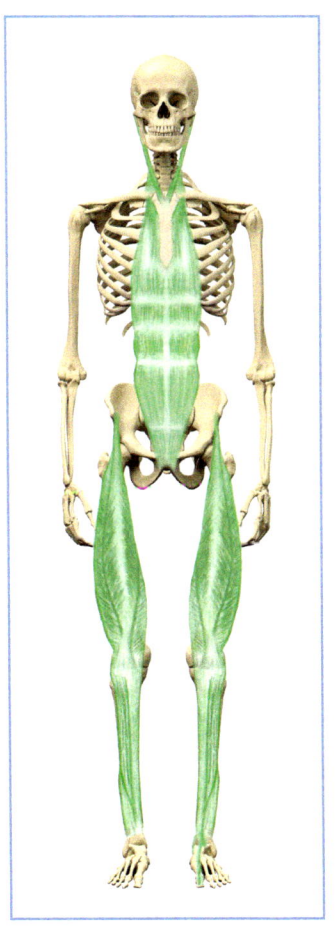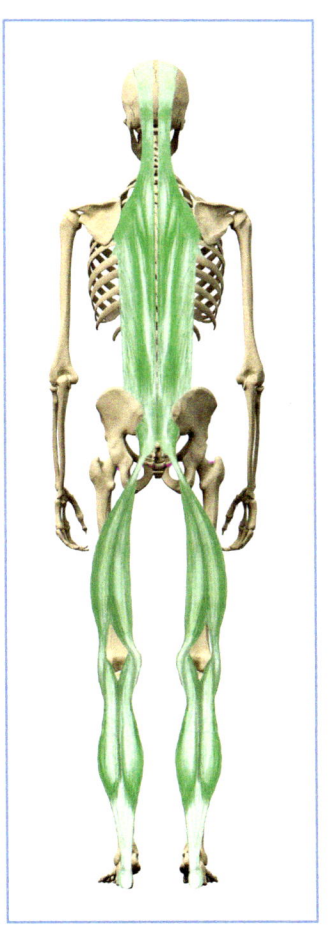

Oberflächliche myofasziale Ketten

FASZIEN SOLLEN RÜCKENSCHMERZEN AUSLÖSEN KÖNNEN – WARUM?

Die Faszie wird durch eine Fehlhaltung wie das vornübergebeugte Sitzen pausenlos überlastet. Diese ausgeleierte Faszie kann nicht mehr die Kraft der Muskeln beim Vorwärtsbeugen übernehmen. Das führt zu Mikrorissen in der hochgradig entkräfteten Lendenfaszie und in den Gelenkkapseln. Um das zu vermeiden, muss die Faszie die Möglichkeit erhalten, sich zu regenerieren und ihre ursprüngliche Spannkraft wieder zurückzugewinnen.

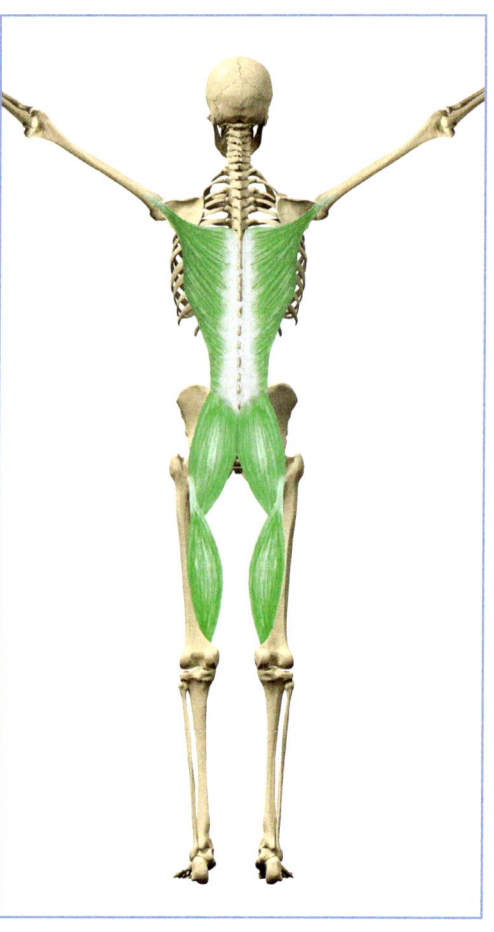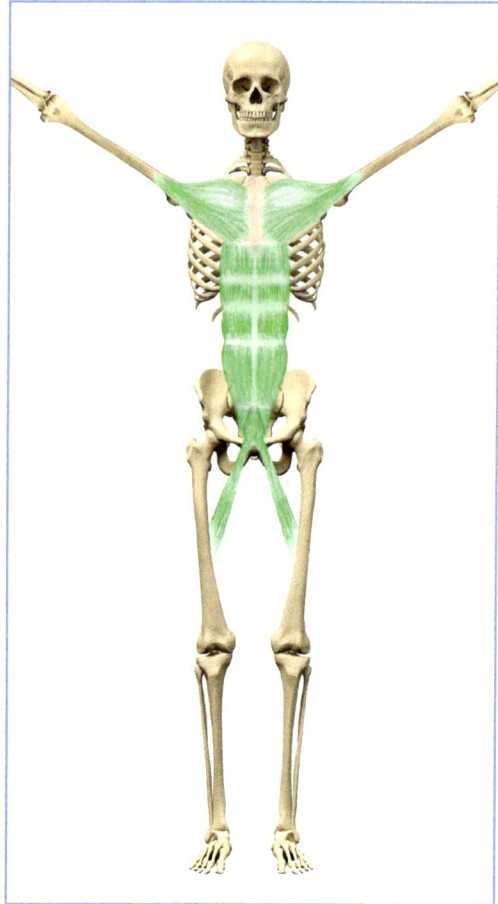

Tiefe myofasziale Ketten

SIND VIELE MUSKELVERLETZUNGEN DANN EHER VERLETZUNGEN DER FASZIEN?

Der sogenannte Muskelfaserriss ist zumeist ein Faszienriss, da hierbei der sehnige Anteil des Muskels verletzt wird, so eine dänische Studie. Auch Muskelverspannungen resultieren oft aus Verhärtungen des muskulären Bindegewebes. Und der häufig vorkommende Nackenschmerz hat seine Ursache in den verklebten und verfilzten Faszien, nicht in einer Verspannung der Muskulatur.

VIELE DENKEN BEI BINDEGEWEBE IMMER AN DIE ORANGENHAUT AM OBERSCHENKEL – ALSO DIE BINDEGEWEBSSCHWÄCHE. LÄSST SICH DIESE AUCH DURCH FASZIENFITNESS TRAINIEREN?

Das Unterhautbindegewebe ist genetisch vorgegeben. Das Maschennetz der Kollagenfasern ist bei Männern enger als bei Frauen. Die erhöhte parallele Faserstruktur erlaubt die verstärkte Einlagerung von Fettzellen, zu sehen an den Quellungen – der Orangenhaut. Sport kann dieses Kollagennetz verdichten und Fettgewebe verbrennen. So haben Marathonläuferinnen weniger Orangenhaut. Mein Tipp: die Kollagensynthese erhöhen. Bei dem Training mit der BLACKROLL® erreicht man dies mit ruckartigen Stimulationen. Schnell und zackig mit starkem Druck, dafür muss man aber schon ein wenig schmerzresistent sein.

ERLEBT DAS LANGE VERPÖNTE UND UMSTRITTENE DEHNEN AUCH EINE WIEDERGEBURT DURCH DIE FASZIENFITNESS?

Sinnvoll ist es, eine lange Kette zu dehnen und die Geometrie der Faszie wieder korrekt auszurichten. Dazu zählt, das Hüftgelenk zu strecken und alle Elemente, die zu einem kompletten Bewegungsablauf gehören, zu dehnen und zu aktivieren. Statt einen Muskel wie die Wade oder den Oberschenkel einzeln zu stretchen, sollte der Trainierende gleich den Po, den unteren Rücken und idealerweise die Fußsohle mit dazunehmen. Diese funktionelle Kette wird auch im Alltag gebraucht.

Faszien lieben es zudem, in alle Richtungen gezogen zu werden, Muskeln im Übrigen auch. Bei vielen modernen Workouts steht auch im Fokus, die Muskeln zu verlängern, denn da können sie natürlich aufgrund des längeren Hebels auch viel besser ihre Kraft beziehungsweise Leistung entfalten.

BASICS

FUNCTIONAL TRAINING

SELF-MYOFASCIAL TECHNIQUES

WORKOUTS

FUNKTIONELLES FASZIENTRAINING
MIT DER BLACKROLL®:
VON BINDEGEWEBE UND MUSKULATUR

Bewegungsabläufe optimieren, Schwächen ausmerzen, Leistungsvermögen perfektionieren – all das soll ein Training leisten können. Doch tut es das wirklich? Wer seinen Lieblingssport ausübt, wird feststellen, dass er beispielsweise die Technik perfekt beherrscht, aber trotzdem Beschwerden im Bewegungsapparat hat. Andere verfügen über eine hervorragende Ausdauer, nutzen aber nicht die kompletten Möglichkeiten, die ihnen ein geschmeidiger Körper gibt. Wer sein Potenzial wirklich ausschöpfen will, muss ganzheitlich trainieren und neben Ausdauer, Kraft und Schnelligkeit die Balance, Mobilität und Stabilität seines Körpers optimieren.

FUNKTIONELLES FASZIENTRAINING MIT DER BLACKROLL® =
FUNCTIONAL TRAINING + FASZIENFITNESS

Hier setzt das funktionelle Faszientraining mit der BLACKROLL® an, es verbindet das Beste aus zwei Welten: Functional Training und Faszienfitness. Beide Trainingsformen haben sich zum Ziel gesetzt, bestimmte Körpergruppen wie Muskeln oder Sehnen nicht isoliert zu trainieren, sondern in komplexen Bewegungsabläufen. Alles geschieht mit dem Ziel, den Körper besser auf Belastungen vorzubereiten, die er dann leichter aushalten beziehungsweise aus denen er mehr Potenzial schöpfen kann. Kein beteiligtes Element beziehungsweise Segment wird überlastet, weil es die Fehlstellung oder mangelnde Leistungsfähigkeit eines anderen ausgleichen muss. Alle Glieder einer Kette müssen stark sein, Bruchstellen müssen verhindert oder ausgebessert werden.

Da wir uns ständig im dreidimensionalen Raum fortbewegen, ist auch die Trainingsteuerung beim funktionellen Faszientraining mit der BLACKROLL® gezielt auf die drei Ebenen abgestimmt.

BASICS

FUNCTIONAL TRAINING

SELF-MYOFASCIAL TECHNIQUES

WORKOUTS

Der Clou dabei ist, dass mit nur einer einzigen Übung möglichst viele Muskeln und Faszien über mehrere Gelenke aktiviert werden. Im Gegensatz zum klassischen Muskeltraining wird nicht ein einzelnes »Element« gestärkt, sondern alle an der Bewegungskette Beteiligten – dazu gehören Muskeln, Gelenke, Knochen und natürlich auch Faszien.

Anhand des menschlichen Körperbaus lässt sich der Nutzen beziehungsweise die Erfordernis solch eines modernen Trainings leicht erklären: Das Bindegewebe passt sich genauso wie die Muskulatur und das Skelett an die Anforderungen des Alltags an. Je geringer die Anforderungen sind, die daran gestellt werden, desto schwächer wird der gesamte Bewegungsapparat. Dieser langsame und schleichende Prozess resultiert dann in sogenannten Überlastungsschäden.

Gerade weil es so lange gedauert hat, bis wir uns Fehlhaltungen angeeignet haben, wäre es vermessen zu denken, dass wir nur mit einer einmaligen Therapie oder Intervention die Schwächen des Bewegungsapparates beheben können.

Der erste Schritt in einer funktionellen Therapie ist zunächst das Erstellen einer Diagnose und das Ableiten der richtigen Trainingsempfehlungen.

Der menschliche Körper ist ein Meister darin, seine Schwachstellen lange Zeit zu verbergen. Ständig versucht er, die Quantität der Bewegung (Umfang sowie Geschwindigkeit) in einem Segment, wie zum Beispiel der Hüfte oder der Schulter-Nacken-Partie, aufrechtzuerhalten, auch wenn er dafür bei der Qualität der Ausführung schummeln muss.

Da der Körper aus sehr vielen Komponenten besteht, gibt es jeweils unzählige Möglichkeiten, die fehlende oder eingeschränkte Beweglichkeit eines Segments durch vermehrte Bewegung eines benachbarten Körperteils per Kompensationsbewegung auszugleichen und für den Laien zu verschleiern. Erst wenn das Maß der Kompensation in den benachbarten Regionen ausgeschöpft ist und dadurch Muskeln, Sehnen, Gelenke und Bindegewebe überlastet sind, treten die ersten Symptome auf; oftmals durch Schmerzen. Orthopäden und Sportmediziner stehen dann oft vor dem Problem, die wirkliche Ursache des Schmerzes von den Symptomen unterscheiden zu müssen und einen erfolgversprechenden Pfad für die Therapie einzuschlagen.

Die Ursache für Überlastungsschäden ist selten dort, wo die Beschwerden auftreten. In solchen Fällen sind wir angehalten, das Problem bei geschwächten Synergisten (Muskeln) zu suchen. Das bedeutet, dass bei immer wiederkehrenden Beschwerden auch die Muskeln untersucht werden müssen, die eine ähnliche Funktion in der Bewegungskette haben.

Überlastungsschäden der unteren Extremität sind die häufigste Verletzungsart bei den meisten Sportarten. Ungefähr jeder zweite Läufer hat im Verlauf eines Trainingsjahres mit Problemen im Bereich von Hüfte, Knie oder Fuß zu kämpfen. Am häufigsten ist das Knie von Verletzungen oder Schmerzen betroffen.

Das Ziel des funktionellen Faszientrainings mit der BLACKROLL® ist es, die fundamentalen Bewegungsmuster zu trainieren wie beim Functional Training, darüber hinaus und zeitgleich das Bindegewebe neu auszurichten, auf einen Anfangszustand zu bringen und überstrapazierte beziehungsweise durch Fehlhaltungen verletzte Strukturen und Bereiche zu therapieren.

WIR ORIENTIEREN UNS DABEI AN FOLGENDEN KRITERIEN:

1. Zielgerichtet – zunächst orientieren wir uns an Schmerzen und Symptomen.
2. Bei Schwächen ansetzend – als Nächstes werden gezielt Schwachstellen im Bereich von Mobilität und Stabilität abgebaut.
3. Progressiv – das Training sollte stets intensivierbar sein; das heißt, es muss immer noch eine Steigerung möglich sein

Das funktionelle Faszientraining mit der BLACKROLL® ist also eine konsequente Weiterentwicklung des Functional Trainings und der Faszienfitness, welche ihren Ursprung in der physiotherapeutischen Rehabilitation hat. Durch die Erfahrungen und Erkenntnisse der letzten zehn Jahre wird nun innerhalb einer Trainingseinheit zuerst das Binde-und Stützgewebe mit der BLACKROLL® vorbereitet, dann erfolgt das eigentliche Functional Training und die Einheit endet mit einer gezielten Ganzkörperselbstmassage, welche gleichzeitig die Phase der Regeneration einleitet.

In den vergangenen Jahren haben Therapeuten versucht, das Aufbautraining ihrer Patienten an deren Alltagsbewegungen beziehungsweise den fundamentalen Bewegungsmustern zu orientieren. Der große Unterschied zu konventionellen Trainingsmethoden ist hierbei, dass nicht einzelne Muskeln oder Gelenke trainiert werden, sondern bei jeder Übung so viele Muskeln beziehungsweise Muskelgruppen wie möglich angesprochen werden.

Bei der Übungsauswahl orientiert man sich an alltags- oder sportartspezifischen Bewegungsmustern. Die Muskeln mit gleicher Funktionsweise fassen wir in zwei Muskelketten zusammen, anstatt jeden Muskel für sich zu betrachten: die Beuger- und die Streckerkette. Zudem unterscheidet man im funktionellen Training zwischen Übungen, bei denen der trainierte Körperteil

Bodenkontakt hat (engl. *closed chain*), wie bei Liegestützen, oder sich frei im Raum bewegt (engl. *open chain*), wie beim Freihanteltraining. Die Übungsauswahl orientiert sich dabei immer an der Mobilität, Stabilität und der funktionellen Kraft der Athleten.

»Isoliertes Training« nennt man eine Trainingsform, bei der immer nur ein Gelenk beziehungsweise eine Muskelgruppe angesprochen wird. Das dient vor allem dem gezielten Muskelaufbau. Es ist derzeit noch die am weitesten verbreitete Form des Krafttrainings, bringt Athleten aber keinen wesentlichen Nutzen, da die sportartspezifischen Bewegungen sehr komplex sind und in keiner Situation nur eine Muskelgruppe oder ein Gelenk isoliert bewegt wird. Im Trainingsalltag sehen wir immer wieder Athleten, die zwar über ein ungeheures Maß an Muskelmasse verfügen, aber nicht in der Lage sind, ihren Körper in der Bewegung zu stabilisieren. Das bedeutet, dass ihre Kraft nie zur vollen Entfaltung kommen kann.

Das isolierte Training hat in der Rehabilitation oder bei gezielten Problemen seine Berechtigung, wenn einzelne Körperteile ruhiggestellt werden müssen, aber zugleich die Muskulatur gekräftigt werden soll.

RANGE OF MOTION

Sowohl Faszientraining als auch Functional Training haben es sich zum Ziel gesetzt, den Bewegungsumfang des muskulo-skeletalen Systems (engl. *range of motion*) zu verbessern. Das bedeutet, dass sich die Bewegungsreichweite vergrößert und das Gelenkspiel besser abgestimmt ist.

Der Bewegungsumfang vergrößert sich durch dieses spezifische Training und der Sportler wird »gelenkiger«; bisherige Limitierungen – beispielsweise in der Schulter – werden aufgehoben beziehungsweise verschoben. Durch das Zusammenspiel von Muskeln und Faszien lassen sich daher komplexe Bewegungsabläufe einfacher durchführen und entsprechen wieder der natürlichen Bewegungsfreiheit wie bei einem Kind.

Ziel dieser funktionellen Faszienfitness mit der BLACKROLL® ist es also nicht, isoliert bestimmte Faszien oder Muskeln zu trainieren, sondern die geforderten Bewegungsabläufe sauber auszuführen und das Zusammenspiel aller an der Bewegung beteiligten Strukturen wie Muskeln, Faszien und Gelenke zu verbessern. Dieses verbesserte Zusammenspiel führt automatisch zu einer Verbesserung der Leistung, weil allein ein viel besserer Energietransfer geleistet wird.

BASICS

FUNCTIONAL TRAINING

SELF-MYOFASCIAL TECHNIQUES

WORKOUTS

DIE KETTENREAKTION

Jeder Knochen wird von mindestens einem Muskel umschlossen und jedes Gelenk hat einen Muskel und eine Sehne, die es unterstützen. Muskeln haben daher nicht nur die Aufgabe, Bewegungen zu ermöglichen, sondern auch strukturelle Unversehrtheit in unserem Körper sicherzustellen. Diese strukturelle Intaktheit der Muskeln ist für eine korrekte Biomechanik verantwortlich. Kräftigung, Muskelaufbau, Aufrechterhaltung der Flexibilität und eine ausreichende Flüssigkeitszufuhr sind die wichtigsten Faktoren, um unsere Muskeln gesund zu halten. Die biomechanische Kettenreaktion, am Fuß beginnend, kann eine Dysfunktion vom Unterschenkel bis hin zu den Oberschenkeln, Hüften, dem Iliotibialband und auch dem unteren Rücken verursachen.

SCHMERZ, HALTUNG UND FUNKTION

Im Alltag und beim Sport beeinflussen sich Schmerz, Haltung und Funktion gegenseitig. Das bedeutet beispielsweise, dass bei Schmerzen eine Haltung eingenommen wird, die Bewegungsabläufe in der Funktion behindert. Daher zielt dieses Training auf alle drei Bereiche ab. Oberstes Ziel: das Herstellen bzw. Wiederherstellen einer maximalen, schmerzfreien Bewegungsfreiheit und eines Gleichgewichts sowie gezielter Abbau von Dysbalancen (Ungleichgewicht).

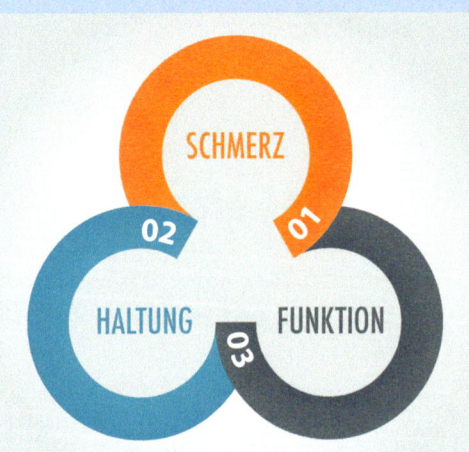

Das Training führt dazu, dass Sie immer wieder Veränderungen an sich wahrnehmen.
- Sie fühlen sich besser, wenn Sie morgens aufstehen.
- Sie haben am Ende des Tages mehr Energie, denn durch die Steigerung des Effizienzgrades Ihrer Bewegungen schließen wir gleichzeitig Energielecks.
- Sie werden beweglicher.
- Sie werden auch von anderen anders wahrgenommen, weil Sie sich nicht nur immer wieder Ihre Körperhaltung bewusst machen, sondern sich diese auch über die Wochen hin nachhaltig verbessert.

Die myofasziale Selbstmassage mit der BLACKROLL® versucht, die biomechanische Effizienz innerhalb des Körpers grundlegend zu beeinflussen. Ähnlich wie bei einem Haus ist das Fundament, die Basis, entscheidend. Deshalb beginnen wir auch beim myofaszialen Training am Fuß, um eine gute und leistungsstarke Basis zu schaffen. Je besser diese Basis ist, desto mehr positive Auswirkungen spüren wir am gesamten Körper.

Die Muskeln auf der Rückseite des Unterschenkels sind alle mit der Ferse des Fußes verbunden. Musculus tibialis posterior, M. soleus und M. gastrocnemius sind die drei größten Muskeln in der Wade. Sie sollen eigentlich selbstständig voneinander arbeiten, aber durch Verletzungen, Dehydrierung und schlechte Körperhaltung bzw. mangelnde Bewegung (und deren Ausführung) beginnen die Faszien der Wadenmuskulatur im Unterschenkel aneinanderzuhaften und zu »verkleben«. Wir kennen das Ergebnis dieser Veränderung und den damit einhergehenden schmerzhaften Zustand, den wir allgemein als »Plantarfasziitis« bezeichnen.

Somit stellt die Wadenmuskulatur einen wesentlichen Faktor in der biomechanischen Kette dar und wird im myofaszialen Training oft behandelt. Sobald der Soleus überlastet ist, verkleben die Faszien der umliegenden Wadenmuskulatur. Diese starke Muskelgruppe verursacht dann einen deutlich stärkeren Zug auf die Achillessehne, als sie es gewohnt ist. Wenn der Soleus entsprechend eingeschränkt ist, kann die Biomechanik des gesamten Körpers negativ beeinträchtigt werden, was Verletzungen zur Folge haben kann.

Wenn der Soleusmuskel nicht behandelt wird und übermäßigen Zug verursacht, wird das Knie gezwungen, sich nach vorne zu schieben, um zu versuchen, eine entsprechende Dorsalflexion zu simulieren. Dadurch entsteht eine instabile Basis für das Knie und bringt zusätzlichen Stress auf das Kniegelenk. In diesem Fall müssen die Beinstrecker außerdem die Arbeit übernehmen, den Fuß zu heben, um die Arbeitsweise des Beines zu erhalten, und drohen damit ebenfalls zu überlasten. Dies führt zu einem Verlust der Beweglichkeit des Quadrizeps und verursacht »Verklebungen« im Muskelgewebe. Darum entstehen viele Vorteile, wenn man Faszienarbeit im Oberschenkel durch myofasziales Training vollzieht. Hier werden vor allem der Quadrizeps und das IT-Band behandelt.

Der Quadrizepsmuskel, der mit dem oberen Bereich unseres Beckens verbunden ist, verursacht ein Kippen des Beckens nach vorne und eine Rückverlagerung des Gesäßes. Wenn das Becken nach vorne kippt, lehnt sich auch der Oberkörper nach vorne, um das Körpergewicht entsprechend auszugleichen. Dabei werden die lumbalen Bandscheiben 4 und 5 stärker komprimiert.

Anstatt die entsprechenden Muskelgruppen im Oberschenkel (IT-Band und Beinbeuger) einfach nur zu massieren, soll der entscheidende Faktor, die Ursache dieses Problems – die Beckenkippung –, durch »Längengewinnung« des Quadrizeps über die myofasziale Manipulation behoben werden. Dies ergibt, auf lange Sicht gesehen, bessere Ergebnisse und eine bessere und effizientere Biomechanik.
Die Ergebnisse der myofaszialen Selbstmassage in diesem Bereich können optisch und körperlich sofort wahrgenommen werden.

Die Reihenfolge der oben beschriebenen Ereignisse zeigt, warum es wichtig ist, die gesamte biomechanische Kette anzusprechen. Durch Ausführen unserer myofaszialen Selbstmassage in den beschriebenen Muskelregionen wird die Gewebestruktur verbessert. Dadurch wird eine größere Flexibilität erreicht und Leistungsschwächen werden abgebaut. Dies führt insgesamt zu einer deutlich besseren Biomechanik in unserem Körper.

Strukturell haben wir sehr wenig Einfluss auf die Entwicklung der Knochen. Bei der Selbstmassage mit den BLACKROLL®-Produkten liegt unser Fokus auf den Weichteilen der Skelettmuskulatur. Hier wissen wir, dass wir gravierende Verbesserungen erreichen können, die letztlich auch Einfluss darauf nehmen, wie sich der Körper als Ganzes bewegt. Das Ergebnis eines flexiblen Skelettmuskelgewebes ist eine hohe Effizienz der Bewegung. Dies ermöglicht dem Körper, das zu tun, was von Natur aus vorgesehen war: sich effizient zu bewegen.

Die Bewegung des Skelettsystems ist völlig abhängig von den Muskeln und Sehnen, die Unterstützung der Knochen und Gelenke. Durch die Erhöhung der Elastizität innerhalb der Muskeln durch sinnvolle Selbstmassage ist eine solide Grundlage für die strukturelle Integrität und positive Biomechanik gebaut.

EIN GERÄT FÜR ALLES:
TRAINING MIT DER BLACKROLL®

Eliteathleten machen es jetzt vor – Spitzenfußballer, Leichtathleten, Tennisprofis, Skirennläufer, Tänzer, sie alle setzen auf Training sowie aktive Regeneration mit der BLACKROLL®, um ihre Leistung zu steigern, Muskelverspannungen zu lösen und die Durchblutung zu steigern.

Ursprünglich wurde die BLACKROLL® dafür entwickelt, Sportler für die Selbstmassage (engl. *self myofascial release*) der Muskeln und der Faszien ein cleveres Hilfsmittel an die Hand zu geben. Durch diese Massagen im Anschluss an das eigentliche Training kann sowohl die Regeneration der Muskulatur beschleunigt als auch der Schweregrad des Muskelkaters reduziert werden.

Nach kurzer Zeit integrierten die Athleten die BLACKROLL® auch in ihr Aufwärmprogramm, denn ein Effekt, den die meisten schnell verspürten, war die sofortige Beweglichkeitssteigerung im gesamten Bewegungsapparat. Anfängliche Sorgen, dass sich diese durch ein Absenken der Muskelspannung negativ auf die körperliche Leistungsfähigkeit auswirken könnte, konnten glücklicherweise durch wissenschaftliche Untersuchungen entkräftet werden.

Mittlerweile haben Trainer, Athleten und Sportwissenschaftler die BLACKROLL® zudem als funktionelles Trainingsgerät entdeckt. Mittels der bewussten Instabilität lässt sich schnell und einfach der Schwierigkeitsgrad von typischen, klassischen Übungen erhöhen – ähnlich wie durch ein Balance-Board oder ein Wackelbrett.

Am Beispiel des Liegestützes lässt sich das sehr gut erklären. Der typische Liegestütz wird von vielen Trainern und Sportlern dadurch gesteigert, dass einfach die Wiederholungen bzw. Serien erhöht werden; so lange, bis die Gelenke an Schulter und Ellenbogen streiken. Sinnvoller und zielführender ist es aber, den Schwierigkeitsgrad der Übung zu steigern. Dafür stützt sich der Athlet statt auf dem Boden auf der BLACKROLL® ab. Die Folge: Durch die Rundungen der BLACKROLL® wird die Grundposition instabil. Um Position und Balance zu halten, müssen zum einen mehr Muskeln rekrutiert werden; und zwar die tiefer liegenden, sonst stark vernachlässigten, kleinen Fasern im Rumpf. Zum anderen werden Körpergefühl, Eigenwahrnehmung und Gleichgewicht geschult. Dadurch lernt das Gehirn komplexere Systeme wie Muskeln, Sehnen, Gelenke und Faszien gemeinsam anzusteuern, um ausbalanciert Bewegungen korrekt auszuführen und Positionen stabil zu halten.

DER RICHTIGE ROLLENTYP FÜR JEDEN

Für ein möglichst breites Anwendungsspektrum gibt es die BLACKROLL®-Faszienrollen in verschiedenen Härtegraden und mit unterschiedlichen Oberflächen. Je nach Zielsetzung der Anwendung (Regeneration oder Aktivierung) und persönlichem Schmerzempfinden können die unterschiedlichen Rollen zur Mobilisierung, Regeneration und im funktionellen Training einge-setzt werden. Eine härtere Rolle bedeutet jedoch nicht, dass diese besser oder ausschließlich für Leistungssportler geeignet ist, die passende Rolle hängt vielmehr vom eigenen Schmerz-empfinden ab und wie man sie einsetzen möchte.

UNTERSCHIEDLICHE HÄRTEGRADE:

• STANDARD
• MED (20 % weicher)
• PRO (50 % härter)

UNTERSCHIEDLICHE OBERFLÄCHEN:

• FLOW – Sägeblattoberfläche für ein sanftes Ausrollen und aktive Stimulation
• GROOVE – Gerillte Oberfläche für einen höheren Massageeffekt

Welche Rolle für Sie am besten passt, kann der nebenstehenden Grafik entnommen werden.

WOFÜR VERWENDE ICH DIE KLEINEN BLACKROLL®-PRODUKTE?

Die kleinen Produkte von BLACKROLL® wie die MINI, der BALL, DUOBALL oder TWISTER eignen sich besonders gut für die punktuelle Behandlung von Verspannungen und Schmerz-punkten. Durch ihre geringere Auflagefläche dringen sie tief in das Gewebe ein und sind dadurch sehr effektiv. Sie eignen sich besonders gut für die gezielte Massage der Arme, Beine und Füße. Zudem sind sie klein, leicht und deshalb praktisch fürs Büro und für unterwegs.

EINSATZGEBIETE, WIRKUNG UND VORTEILE DER BLACKROLL®-PRODUKTE:

• Funktionelles Training von Kraft und Koordination
• Vorbeugung und Behandlung von Myofaszien- und Muskelbeschwerden
• Aktive Regeneration mit verbesserter Durchblutung
• Schmerzpunktbehandlung bei Verspannungen durch Sport- und Alltagsbelastungen
• Einfache Selbstmassage
• Elastizität und Leistungsvermögen der Muskulatur spürbar steigern und erhalten
• Fehlbelastungen regulieren und Haltungsschäden entgegenwirken
• Mit geringem Aufwand zu mehr Fitness und Wohlbefinden beitragen

HÄRTEGRADE DER BLACKROLL®-FASZIENROLLEN

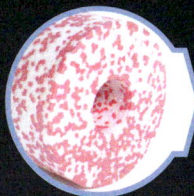

BLACKROLL® MED & 45 MED
- 20 % weicher als die BLACKROLL® STANDARD
- Empfohlen für Anfänger, Therapie, Yoga & Pilates
- In zwei Längen: 30 cm und 45 cm

WEICH ▪ □ □ □ □ HART
REGENERATION ▪ □ □ □ □ AKTIVIERUNG

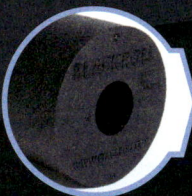

BLACKROLL® STANDARD & 45 STANDARD
- Durchschnittliche Härte
- Empfohlen für Sport und Therapie
- In zwei Längen: 30 cm und 45 cm

WEICH □ □ ▪ □ □ HART
REGENERATION □ ▪ □ □ □ AKTIVIERUNG

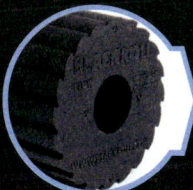

BLACKROLL® FLOW
- Sanftes Ausrollen und aktive Stimulation
- Hydration sowie Anregung der Durchblutung
- Deutlich sanfter im Vergleich zur GROOVE

WEICH □ □ ▪ □ □ HART
REGENERATION □ □ ▪ □ □ AKTIVIERUNG

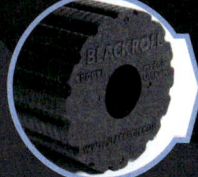

BLACKROLL® GROOVE
- Gerillte Oberfläche für natürliche Vibration
- Durchschnittliche Härte
- Aktivierend & durchblutungsfördernd

WEICH □ □ ▪ □ □ HART
REGENERATION □ □ □ ▪ □ AKTIVIERUNG

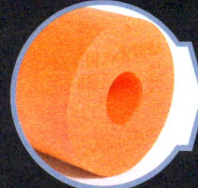

BLACKROLL® PRO
- 50 % härter als BLACKROLL® STANDARD
- Höhere Dichte für intensivere Anwendungen
- Nur für professionelle Athleten empfohlen

WEICH □ □ □ ▪ □ HART
REGENERATION □ □ ▪ □ □ AKTIVIERUNG

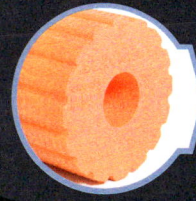

BLACKROLL® GROOVE PRO
- Gerillte Oberfläche für natürliche Vibration
- 50 % härter als BLACKROLL® STANDARD
- Nur für professionelle Athleten empfohlen

WEICH □ □ □ □ ▪ HART
REGENERATION □ □ □ □ ▪ AKTIVIERUNG

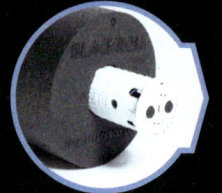

BLACKROLL® BOOSTER

Mit einzigartiger Vibra Motion Technologie für tiefgehende Massagewirkung.
• Schwingender Kern für jede BLACKROLL®
• Regeneration und Aktivierung

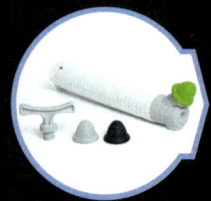

BLACKROLL® BOOSTER HEAD

Intelligente Erweiterung des BOOSTERS. Unterschiedliche Formen, Winkel und Härtegrade für eine Vielzahl von Behandlungsmöglichkeiten.
• Pulsierende oder kreisende Massage von Hot Spots durch Druck & oszillierende Schwingung
• Unterschiedliche Formen, Winkel und Härtegrade der Aufsätze

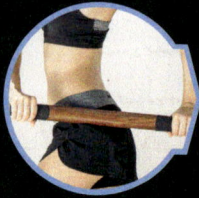

BLACKROLL® RELEAZER

Kombiniert verschiedene höchst effektive Massageformen durch Vibration & unterschiedliche Kanten.
• Tiefenwirksame Vibrationsmassage
• Steigert Durchblutung und Beweglichkeit

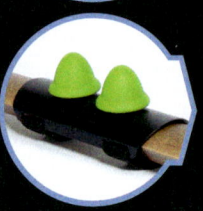

BLACKROLL® DEEP RELEAZER

Für eine noch tiefere vibrierende Massage bei lokalisierten Verspannungen wie im Nacken- oder Hüftbereich.
• RELEAZER-Aufsatz
• Punktuelle Behandlung

VIBRATION

TRAINING

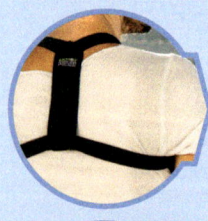

BLACKROLL® POSTURE

Der wirkungsvolle Rückentrainer für den Alltag.
• Für eine gute Körperhaltung
• Verbessertes Körperbewusstsein

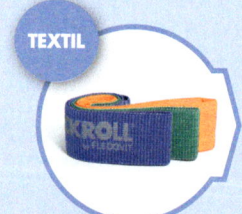

TEXTIL

BLACKROLL® LOOP BAND

Für ein schnelles und effektives Workout im Studio, draußen oder zu Hause.
• Für kleine Muskelketten
• Hautfreundliches Textil-Material

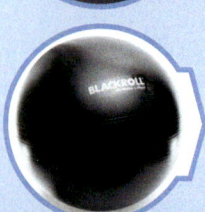

BLACKROLL® MAT

Bequem und gelenkschonend durch ihre Größe und Struktur.
• Rutschfest durch strukturierte Oberfläche
• Breiter und länger für mehr Übungsvielfalt

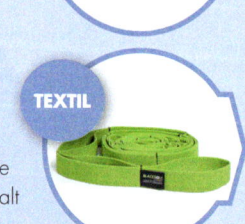

TEXTIL

BLACKROLL® MULTI BAND

Ein Alleskönner unter den Bändern. Vielseitig anwendbar für gesteigerte Fitness.
• Für Beweglichkeit und Kraft
• Flexibler Einsatz durch Eingriffsschlaufen

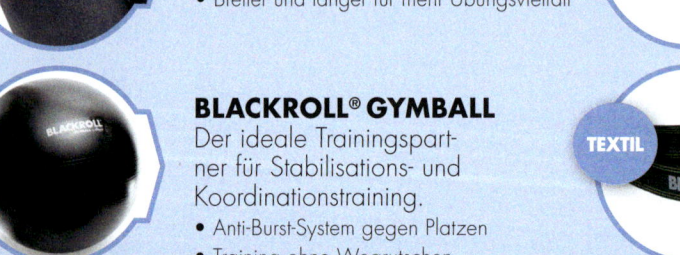

BLACKROLL® GYMBALL

Der ideale Trainingspartner für Stabilisations- und Koordinationstraining.
• Anti-Burst-System gegen Platzen
• Training ohne Wegrutschen

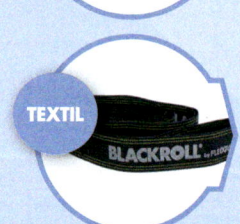

TEXTIL

BLACKROLL® RESIST BAND

Trainieren wie Top-Athleten. Für ein noch effektiveres Workout.
• Für Schnellkraft und Sprint
• Optimal zur Mobilisation

REGENERATION

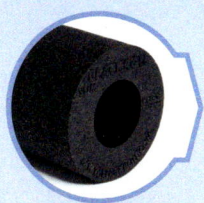

BLACKROLL® SLIM
Schlanker in der Silhouette und stärker in der Wirkung für noch tiefergehende Anwendungen.
- Optimal auf Reisen
- Intensive Selbstmassage durch kleinere Auflagefläche

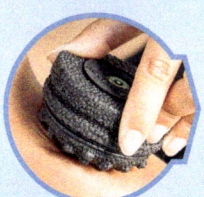

BLACKROLL® TWISTER
Stimuliert das Gewebe durch die neuartige Oberfläche auch an schwer zugänglichen Stellen.
- Greifen des Gewebes durch Noppen
- Verwendung durch Druck und Drehung

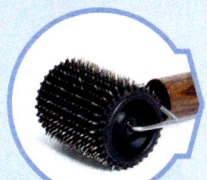

BLACKROLL® NEEDLEROLLER
Die durchblutungsfördernde Wirkung ist sofort spürbar. Perfekt zur Vorbereitung auf ein Rollout.
- Anregung von Reflex- und Akupunkturzonen
- Reduzierte Schmerzempfindlichkeit

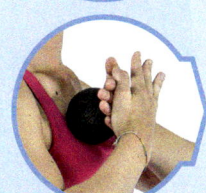

BLACKROLL® BALL 08 UND 12
Für die intensive und zielgerichtete Massage von Verhärtungen und Verspannungen.
- Punktuell und tiefwirkend
- Für kleinere Körperareale

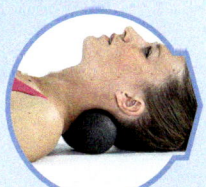

BLACKROLL® DUOBALL 08 & 12
Optimal auf den Körper abgestimmt. Durch die Form wird eine tiefe Massage ohne Druck auf Wirbelsäule und Knochen möglich.
- Für Rücken, Nacken und Beine
- Schonung knöcherner Strukturen

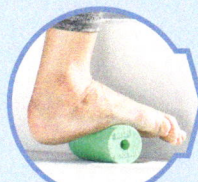

BLACKROLL® MINI
Passt in jede Tasche und kann überall angewendet werden. Perfekt für die Prävention von Mausarm und Fersensporn.
- Praktisch für unterwegs
- Gezielte Massage der Füße und Arme

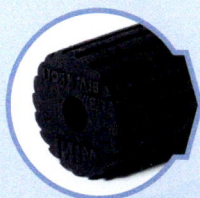

BLACKROLL® MINI FLOW
Klein, handlich und vielseitig. Die kleine Rolle für die Massage an jedem Ort.
- Strukturierte Oberfläche
- Regeneration und Aktivierung in Einem

BASICS

FUNCTIONAL TRAINING

SELF-MYOFASCIAL TECHNIQUES

WORKOUTS

Dieser kleine Exkurs zeigt schon, was in der funktionellen Faszienfitness wichtig ist – die perfekte Übungsausführung in den unterschiedlichsten Schwierigkeitsgraden.

Und die lässt sich je nach Positionierung der BLACKROLL® an den Füßen oder an den Händen für jedes Fitnesslevel und jedes Workout individuell verändern.

Doch die BLACKROLL® wird bei der funktionellen Faszienfitness auch eingesetzt, um bewusst den Körper auf Spannung zu halten. Denn oftmals wissen viele Sportler während einer Übung nicht, was genau sie mit ihren Händen machen sollen. Das führt dann nicht nur zu recht komischen Figuren und Übungsausführungen, sondern auch die für die Übung erforderliche Spannung im Körper wird erst gar nicht erzielt. Wer dagegen die BLACKROLL® mit den Händen hält, auf ihre Enden einen leichten Druck ausübt, erreicht eine viel höhere Körperspannung und verbessert die Qualität der Bewegungsausführung. Außerdem kann sie sehr gut als taktiler Reiz genutzt werden; so zum Beispiel beim Absenken des Gesäßes bei der tiefen Kniebeuge (siehe Seite 62). Hier ist die Übung perfekt ausgeführt, wenn die BLACKROLL® mit dem Gesäß berührt wird.

Nach dem Training spielt die BLACKROLL® dann ihre ursprüngliche Stärke aus – als Hilfsmittel bei der Regeneration. Richtig angewendet, fördert sie die Durchblutung des Gewebes, löst Verklebungen und senkt die Spannung in der Muskulatur und den Faszien.

Anstelle der Hände eines Physiotherapeuten massiert hier die Kombination aus Widerstand der Schaumstoffrolle, Druck durch das eigene Körpergewicht und den rollenden Bewegungen die Muskeln und Faszien. Diese myofasziale Selbstmassage verbessert die Durchblutung und beschleunigt den Abtransport der durch intensive sportliche Belastungen entstandenen Abfallprodukte. Andererseits hilft die Massage mit der BLACKROLL® auch dabei, punktuell kleine Verletzungen und Verklebungen sowie mangelnde Mobilität und Beweglichkeit aufzuspüren. Denn sobald der Sportler über betroffene Stellen rollt, bekommt er Feedback, zumeist einen leichten Druckschmerz. Dieser Wohlschmerz hilft dann, die Beschwerden an dieser Stelle über mehrfaches Wiederholen der Rollkur bzw. Erhöhung des Drucks zu beheben.

Das Training und der Einsatz der BLACKROLL® erhöhen die Elastizität von Gelenken, Sehnen, Muskeln und Faszien und helfen dabei, deren natürliche Funktionsweisen wiederherzustellen.

KAMPF DEM SCHMERZ:
WELCHEN EINFLUSS FASZIEN AUF SCHMERZEN DES BEWEGUNGS-APPARATS HABEN

Schmerzen des Bewegungsapparats, allen voran die Rückenschmerzen, gehören längst zu den weltweit häufigsten Zivilisationskrankheiten mit weiter deutlich ansteigender Entwicklung.

Dabei handelt es sich bei über 85 Prozent aller Rückenschmerzen um den sogenannten unspezifischen Rückenschmerz, das heißt, es konnte mit den bisher verfügbaren Verfahren keine klare Ursache sichtbar gemacht werden. Faszien könnten hier eine wesentliche Rolle spielen. Für Ärzte und Therapeuten ist es immer wieder faszinierend, wie wenig Abnutzungserscheinungen, Beschwerden und Funktionseinschränkungen zusammenhängen. Auf der einen Seite gibt es ältere Damen und Herren mit katastrophal aussehenden Röntgen- oder Kernspinbildern, die sich völlig beschwerdefrei uneingeschränkt bewegen können. Auf der anderen Seite gibt es sehr häufig junge Menschen, die zwar keine Auffälligkeiten in der medizinischen Bildgebung haben, aber unter großen Schmerzen leiden und ihre Gelenke nicht im vollen Umfang bewegen können.

Die allgemeinen Risikofaktoren für Zivilisationskrankheiten, wie zum Beispiel Bewegungsmangel, falsche Ernährung oder Stress, gelten auch für Rückenschmerz und machen deutlich, wie vielfältig die Aspekte sein können, die das komplexe Gesamtsystem Mensch beeinflussen. Dieses multifaktorielle, sich gegenseitig beeinflussende Geschehen muss im Sinne eines ganzheitlichen Ansatzes sowohl in der Prävention als auch in der Therapie von Schmerz beachtet werden. Andererseits bietet es auch Chancen, Schmerz auf verschiedene Weisen zu beeinflussen.

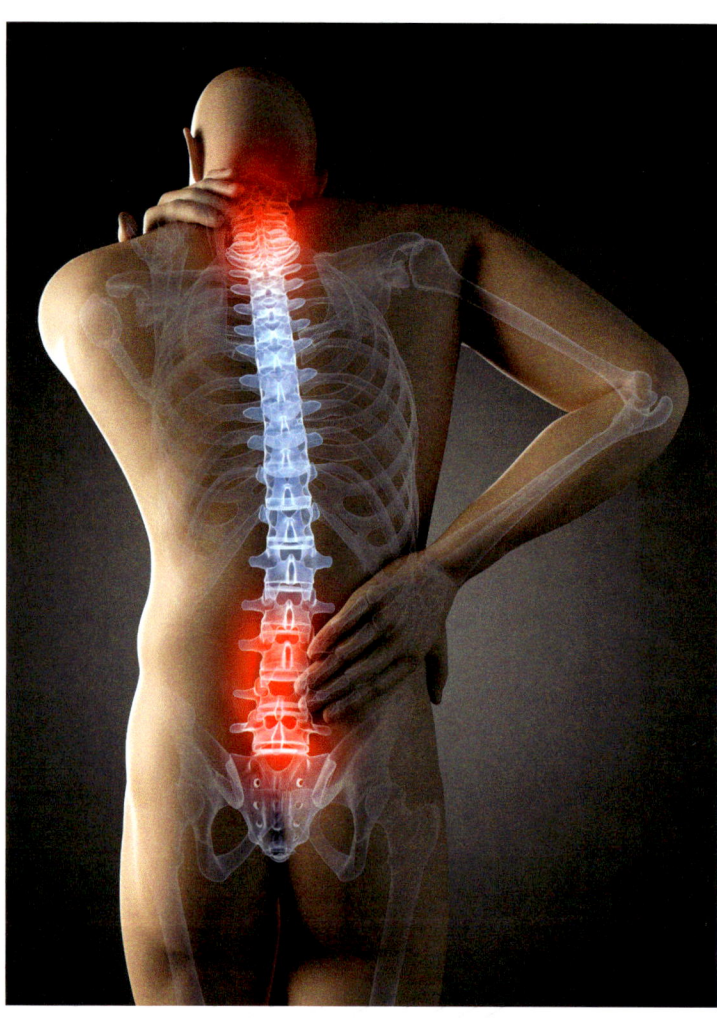

Rückenschmerzen sind in 95 % aller Fälle Funktionsstörungen und glücklicher Weise keine strukturelle Schäden.

Einer der wichtigsten Risikofaktoren, die unsere Rückengesundheit gefährden, ist Bewegungsmangel. So wurde in den vergangenen Jahren der sehr treffende Satz geprägt: »Sitzen ist das neue Rauchen.«

Doch wie ist es dann zu erklären, dass auch zum Beispiel Sportler Rückenschmerzen bekommen? Nicht nur zu wenig Bewegung und das wiederkehrende Verharren in ein und derselben (oder zumindest ähnlichen) Position, sondern auch die stetige Wiederholung gleicher Bewegungsabläufe, wie bei bestimmten Sportarten oder auch beruflichen Tätigkeiten, spielen eine bedeutende Rolle im Orchester der Ursachen von Schmerzen.

WAS IST SCHMERZ UND WOHER KOMMT ER?

Schmerz ist ein ganzheitliches Symptom und kann durch verschiedenste Ursachen (sowohl den Körper als auch die Psyche betreffend, oft kombiniert) ausgelöst und beeinflusst werden. Schmerz ist somit eine äußerst komplexe, subjektive Sinneswahrnehmung.

Durch schmerzauslösende Reize freigesetzte, chemische Stoffe (zum Beispiel Prostaglandine, Histamin) werden durch im ganzen Körper verteilte Schmerzsensoren (Nozizeptoren) registriert und je nach Charakter über verschiedene Nervenfasern in blitzartiger Geschwindigkeit zum Rückenmark und weiter an die oberste Schaltzentrale im Gehirn, den Thalamus, und letztendlich die Hirnrinde geleitet. Erst hier nehmen wir den Schmerz, beispielsweise den Hexenschuss (Lumbago), bewusst wahr. Als eine Art Alarmsignal warnt uns unser Körper zum Beispiel vor akuten Gewebeschädigungen oder Funktionsstörungen und bezweckt das Unterlassen der den Schmerz auslösenden Aktivität. Jetzt ist es wichtig, nicht nur schnell das quälende Symptom Schmerz zu bekämpften, sondern auch möglichst schnell die Ursache zu finden und nachhaltig zu beseitigen, um nicht in den Teufelskreis aus Schmerz – Verspannung – Minderdurchblutung – Schmerz zu gelangen oder diesen zumindest schnellstmöglich wieder zu durchbrechen. Gelingt dies nicht, kann sich unter gewissen Umständen ein chronisches Schmerzsyndrom entwickeln.

CHRONISCHER SCHMERZ

Wer sich sportlich betätigt, kennt das: Muskelgewebe passt sich entsprechend des einwirkenden Trainingsreizes an, so dass in der Folge ein gleich großer Reiz kaum noch eine Antwort erzielt und das Training intensiviert werden muss. Bei Schmerzsensoren verhält sich das anders. Sie zeigen keine Herunterregulierung (Desensibilisierung) auf Reize. Das bedeutet, dass unser Körper sich nicht an Schmerz gewöhnt. Es wurde sogar das Gegenteil gezeigt: Es entsteht eine mit der Zeit eher verstärkte Schmerzwahrnehmung (Sensibilisierung). So kann es zu ständigem Schmerz, einer sogenannten Chronifizierung, kommen. So vielfältig die Ursachen von Schmerz allgemein sind, so vielfältig sind auch die Faktoren, die bestimmen, ob eine Person einen chronischen Schmerz entwickelt oder nicht. Neben pathophysiologischen Veränderungen und Umwelteinflüssen wie beispielsweise regelmäßigem negativen Stress, den man nicht auszugleichen vermag, gibt es bestimmte Persönlichkeitstypen, die im Vergleich zu anderen eine Art »Veranlagung« zur Chronifizierung haben. Ehrgeizige, pflichtbewusste Perfektionisten oder Personen, die die Dinge und vor

BASICS

FUNCTIONAL TRAINING

SELF-MYOFASCIAL TECHNIQUES

WORKOUTS

allem Ärger »in sich reinfressen«, häufig gepaart mit einer negativen Grund-haltung und -stimmung, zeigen eher eine Tendenz dazu. Denn die psychische (innere) Anspannung überträgt sich auf den Körper und drückt sich in Ver-spannungen aus, die die Durchblutung und damit die Gewebeversorgung und den Abtransport von Giftstoffen vermindern und so den Schmerz aufrecht-erhalten. Es kommt zu einer Schonhaltung aus Angst vor dem Schmerz. Wie Rhudy und Meagher zeigen konnten, verstärken sich Angst und Schmerz wie-derum gegenseitig. Der Teufelskreis nimmt seinen Lauf.

WAS HABEN DIE FASZIEN DAMIT ZU TUN?

»Alles ist mit allem verbunden.« So wie innerhalb des funktionellen Gesamt-systems die Muskeln nicht isoliert, sondern immer als Muskelketten betrachtet werden müssen und die Faszien als ein von Kopf bis Fuß den Körper durchzie-hendes, zusammenhängendes Fasziennetz, so müssen auch Muskeln und Fas-zie immer als Einheit betrachtet werden. Das bedeutet, dass Verletzungen oder Funktionseinschränkungen an einem der beiden Gewebe zwangsläufig auch das jeweils andere beeinflussen. Es mag überraschen, dass die Faszie im Ver-gleich zu anderen Geweben, aber auch im Vergleich zu unseren Sinnesorganen wie Augen, Nase, Ohren und Haut eine besonders hohe Dichte an Nozizeptoren (Nervenendigungen) aufweist. In der Lumbodorsal-Faszie (Faszie am unteren Rücken) befinden sich außergewöhnlich viele dieser Sensoren, die zudem noch eine sehr niedrige Reizschwelle haben und somit oft als Auslöser von tiefen Rü-ckenschmerzen gesehen werden.

In den Faszien finden wir zehnmal mehr freie Nervenendigungen und Rezeptoren als in der Muskulatur.

Ihre Anzahl kann sich bei Entzündungsprozessen sogar noch vervielfachen. Diese Sensoren leiten allerdings nicht nur Schmerzsignale an unser Gehirn, sondern auch andere Empfindungen wie zum Beispiel Druck oder Zug. Sie sind unser sechster Sinn und bieten dadurch auch unterschiedlichste therapeuti-sche Ansatzpunkte.

In bestimmten Situationen senden diese Rezeptoren jedoch Schmerzsignale aus (siehe Schmerzentstehung, Seite 37). Solch eine Situation kann durch Überdeh-nung oder Entzündungen entstehen und führt zu Strukturveränderungen. Die Versorgung über den Extrazellularraum reicht nicht mehr aus – die Zellfunktion ist gestört. Durch ein Missverhältnis zwischen vermehrtem »starren« Kollagen und reduziertem Elastin wird die Faszie fester, dichter und spröder, so dass neben Schmerz eine eingeschränkte Gewebefunktion, die zu einem Verlust an Elastizität und damit an Geschmeidigkeit führt, die Folge ist. Umgekehrt konnte gezeigt werden, dass chronischer Schmerz selbst auch zu diesen »Verbackungen« führt, weil die Muskelfasern weniger verschiebbar gegeneinander werden.

Verklebungen und Verdickungen des Muskel-Faszien-Gewebes, die auch »myofasziale Maximalpunkte« oder »Triggerpunkte« genannt werden, treten vor allem an der Haltemuskulatur auf. Drückt man auf diese Punkte, so muss der Schmerz nicht zwangsläufig an dieser Stelle ausgelöst werden, sondern kann auch an ganz anderen Körperstellen wahrgenommen werden. So kann beispielsweise eine Faszienverklebung an der Fußsohle einen Rückenschmerz auslösen. Das nennt man »Übertragungsschmerz«.

In der medizinischen Literatur gibt es ganze Landkarten des Körpers mit den unterschiedlichsten Bezeichnungen für diese schmerzhaften und/oder ausstrahlenden Punkte. Damit wir uns nicht in Definitionen oder Komplexität verlieren, bezeichnen wir diese Stellen vereinfacht als Hotspots.

Hotspots können durch verschiedenste Einflüsse entstehen, wobei sich die Faktoren häufig gegenseitig beeinflussen. Auf diese soll im Folgenden näher eingegangen werden. Die gute Nachricht ist, dass es für alle Hotspots auch einen Lösungsansatz gibt.

Triggerpunkte und Fehlspannungen können durch verschiedenste Einflüsse entstehen, wobei sich die Faktoren häufig gegenseitig beeinflussen. Auf diese soll im Folgenden näher eingegangen werden:

1. BEWEGUNGSMANGEL BZW. IMMER GLEICHE, EINSEITIGE BEWEGUNGSABLÄUFE (ZUM BEISPIEL ADYNAMISCHES SITZEN)

Dies ist eine der bedeutendsten Ursachen. Dabei ist wichtig zu wissen, dass bei so entstandenen Schmerzen, im Sinne der dreidimensionalen Verbundenheit (Tensegrity-Modell, siehe Seite 12), die Ursache oft an einer anderen Stelle zu suchen und zu finden ist als die Lokalisation der Schmerzwahrnehmung. So kommt es, dass üblicherweise die verkürzte Seite (Agonist) das Problem verursacht, der Schmerz jedoch auf der gegenüberliegenden Seite (Antagonist) zu spüren ist. Vergleicht man unseren Körper mit einem Bogen, dessen Sehne man spannt, so stellen die Sehne die Körpervorderseite und der Bogen unsere Körperrückseite dar. Das Spannen der Sehne kommt einem Zug gleich, also einer Verkürzung der vorderen myofaszialen Kette. Der Bogen, die hintere myofasziale Kette, also unser Rücken, muss diese Zugspannung stetig aushalten bzw. sogar dagegenwirken, um das Ungleichgewicht biomechanischer Kräfte auszugleichen. Zudem reagiert das Fasziengewebe auf den Bewegungsmangel durch schlecht hydratisierte »Schmierproteine« mit »Verbackungen« und zusätzlichen Kollagenvernetzungen (Cross-Links), was die Anpassungs- und Widerstandsfähigkeit weiter einschränkt. Geschieht all dies über einen längeren Zeitraum durch schlechten Körpergebrauch mit Fehl- oder auch Schonhaltung, so ist das Risiko hoch, dass der aus dem Lot geratene Körper bei einer weiteren Belastung (körperlich oder auch seelisch) dieses extreme Missverhältnis nicht mehr aushält und uns dies durch Schmerz signalisiert.

Bei Rückenschmerzen liegt somit häufig die Ursache nicht hinten im Rücken, sondern in unserer verkürzten vorderen Körperseite.

Was die Körperhaltung betrifft, so entwickelt sich der Homo sapiens in der heutigen Gesellschaft aus evolutionärer Sicht rückwärts. Die s-förmige Wirbelsäule und Muskelgruppen, wie zum Beispiel das Gesäß, die den aufrechten Gang des Homo sapiens erst ermöglichen, deformieren bzw. verlieren ihre Funktionsfähigkeit durch schlechten Körpergebrauch.

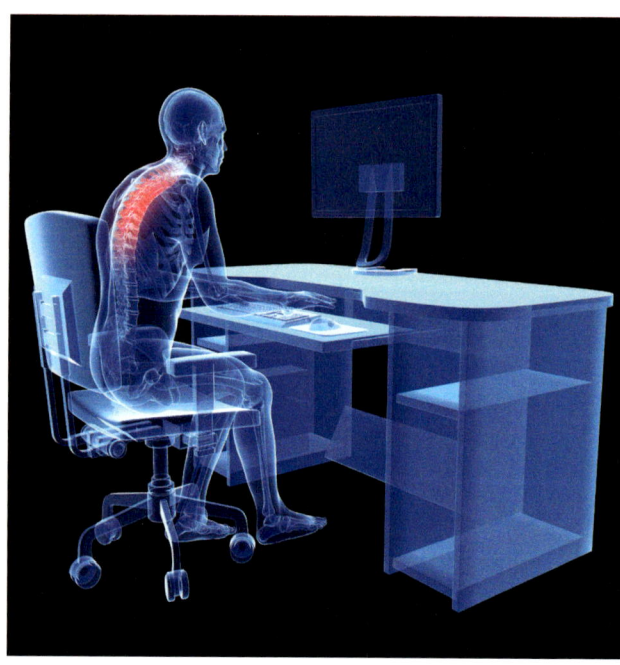

Bildschirmarbeitsplätze
verändern unsere Körperhaltung.

Der Alltag des Großteils der Bevölkerung spielt sich fast ausschließlich im adynamischen Sitzen ab: morgens am Frühstückstisch, weiter im Auto oder in der Bahn auf dem Weg zur Arbeit, am Schreibtisch, am Mittagstisch, wieder am Schreibtisch, auf dem Rückweg von der Arbeit, beim Abendessen, auf der Couch, selbst nachts in der wohligen Embryohaltung, und dann geht es morgens wieder von vorne los … Wer dann auch noch die »Aktivitäten« in der Freizeit vorwiegend mit Theater, Kino etc. verbringt, erfüllt viele Voraussetzungen, früher oder später Rückenprobleme zu bekommen. Dieser falsche Körpergebrauch führt zwangsläufig zu verkürzten, funktionsunfähigen Muskeln und Faszien, so dass es für uns irgendwann leichter ist, sich im Rahmen dieses starren Korsetts zu bewegen, weil das Ausnutzen unserer ursprünglichen Bewegungsmöglichkeiten Schmerz auslösen würde. So wird schnell klar, dass das monotone Joggen für 40 Minuten die restlichen, täglich in sitzender Position verbrachten ca. 1.000 Minuten aus biomechanischer Sicht nicht auszugleichen vermag, sondern eher nur unser Gewissen beruhigt.

Dies verdeutlicht, dass es für unsere Rückengesundheit dringend notwendig ist, dass wir wieder lernen, mit unserem Körper umzugehen. Denn der Gebrauch bestimmt letztendlich die Funktion, wie Ida Rolf (Begründerin des Rolfings, 1896–1979) schon wusste.

Um langfristig schmerzfrei zu bleiben, müssen daher vorrangig die myofaszialen Fehlspannungen als auslösende Ursache wieder ins Gleichgewicht gebracht werden und anschließend abwechslungsreiche Bewegungen mit unterschiedlichen Belastungsmustern in den Alltag integriert werden.

2. KÖRPERLICHE ÜBERLASTUNG (ZUM BEISPIEL DURCH TRAINING)

Auch das noch! Da denkt man, etwas für seine Rückengesundheit zu tun, und jetzt soll das auch nicht in Ordnung sein? – Nein, nur auf das Wie kommt es an! Wenn wir zum Beispiel im Fitnessstudio an den bekannten Geräten immer die gleichen isolierten Übungen für unseren Rücken machen oder Sportarten mit stereotypen Bewegungsabläufen wie das beliebte Jogging ausüben, tun wir unserem myofaszialen Gewebe und damit natürlich auch unserem Rücken nicht unbedingt etwas Gutes. Ständige starke einseitige Belastung führt zur Überlastung unseres myofaszialen Gewebes. Dabei muss nicht zwangsläufig ein subjektives Überlastungsgefühl wie »mir hängt die Zunge heraus« auftreten. Die Veränderung spielt sich eher heimlich und leise im Gewebe ab. Kleinste Verletzungen, minimale Entzündungen treten auf, durch die die Faszie verfilzen kann. Allerdings kann übertriebenes Training im anaeroben Bereich (Sauerstoffmangel, Entwicklung von Milchsäure) den Zustand noch verschärfen. Denn Muskeln und Faszie gehören zu den Geweben des Körpers, die ein nur leicht saures bis basisches Milieu benötigen, um optimal zu funktionieren. Wissenschaftler nehmen zudem an, dass die Proteoglykane im Faszienetz auch unmittelbar durch die saure Umgebung ihre Wasserbindungsfähigkeit verlieren und damit ihre Elastizität einbüßen.

Unsere Rückenfaszie befindet sich an einer besonders geforderten Stelle unseres Halteapparats und ist deshalb auch einer der größten flächigen Faszienanteile des Körpers. Sie muss ständig vielen Herausforderungen wie Zug, Druck und Spannungen in allen Richtungen standhalten, was ihr grundsätzlich guttut – was sie sogar benötigt, um geschmeidig zu bleiben. Problematisch und eventuell schmerzhaft wird es jedoch bei zu starken, ruckartigen oder eintönigen Belastungen. Denn die Lumbodorsal-Faszie hat besonders viele Schmerzrezeptoren.

Bei Fasziengesundheit geht es nicht um »höher, schneller, weiter, länger«, sondern um Abwechslung und Regelmäßigkeit. Also lieber geregelt und mäßig als selten und dann übertrieben. So freut sich auch der Rücken.

3. DURCHBLUTUNGSSTÖRUNGEN

Über die kleinen Blutgefäße, die Kapillaren, werden die Faszien mit Flüssigkeit und den darin gelösten Nährstoffen, die wir vorher über eine ausgewogene Ernährung zu uns genommen haben, sowie mit Sauerstoff versorgt. Wird diese Versorgungsquelle sehr stark oder über einen längeren Zeitraum reduziert, so hat dies unmittelbaren Einfluss auf die Faszienqualität.

Denn zu wenig Flüssigkeit lässt die Fasern verkleben und die Faszie spröde und unelastisch werden. Verklebungen und Verdickungen können aber selbst wiederum die Durchblutung behindern. Sauerstoffmangel (Ischämie) ist bekannt dafür, dass er im myofaszialen Gewebe direkt Schmerz auslösen kann. Die in der Faszie zahlreich vorhandenen Nozizeptoren werden zwar durch Muskelkontraktionen unter normalen Umständen nicht aktiviert, jedoch bei Kontraktionen unter Ischämie sowie bei Entzündungen.

Gewebemangeldurchblutung wird zum Beispiel durch Bewegungsarmut hervorgerufen. Hier ist wieder das Sitzen in immer gleicher Position als Negativbeispiel anzubringen. Da hierbei zusätzlich zum Bewegungsmangel zugleich häufig die Blutgefäße durch einschneidende Hosenfalten im Beckenbereich sowie übereinandergeschlagene Beine abgedrückt werden, wird die Sauerstoffunterversorgung noch verschlimmert und der mit Rückenschmerz häufig assoziierte Beinschmerz (gemeinhin als »Ischias« bekannt) verstärkt.

4. UNAUSGEWOGENE UND FALSCHE ERNÄHRUNG

Wie unser gesamter Organismus benötigt auch das Fasziengewebe genügend Nährstoffe, um nicht zu verkleben oder spröde zu werden und seiner Funktion voll nachkommen zu können. Verklebungen wiederum ziehen eine Mangelversorgung und eine Minderung des Stoffaustauschs nach sich. Daher ist darauf zu achten, dass wir uns ausgewogen und vollwertig ernähren. Neben den Hauptbausteinen des Fasziengewebes, wie ausreichender Flüssigkeit und hochwertigen Kohlenhydraten und Proteinen, spielen hier auch bestimmte Vitamine, Mineralstoffe, Spurenelemente sowie das richtige Säure-Basen-Gleichgewicht eine Rolle.

Häufig wird die Bedeutung der Ernährung unterschätzt, doch auch Schmerzzustände können durch Fehlernährung hervorgerufen oder aufrechterhalten werden. Ausführlichere Informationen zum Thema Faszie und Ernährung finden Sie z.B. unter www.ganzheitliche-rückengesundheit.de.

5. ANGESAMMELTE GIFTSTOFFE
(ZUM BEISPIEL KÖRPEREIGENE ABFALLPRODUKTE)

Stoffwechselabfallprodukte, Krankheitserreger und andere Giftstoffe werden im Normalfall über die Faszien und die Lymphe aus unseren Zellen abtransportiert. Durch verklebtes, verdicktes Myofaszialgewebe, aber auch durch eingeschränkte Muskelbewegung wird der Lymphabfluss jedoch behindert. Zudem kann durch zu wenig Flüssigkeit sowohl die extrazelluäre Matrix als auch die Lymphe eindicken. Stoffwechselabbauprodukte sammeln sich im Gewebe an und können Entzündungen hervorrufen. Dadurch verklebt die Faszie weiter und vernarbt. Es kommt zu Schmerzpunkten.

6. PSYCHOSOZIALE UND SEELISCHE FAKTOREN (ZUM BEISPIEL STRESS, TRAUMATA)

Die Faszienspannung wird vom autonomen (unwillkürlichen) Nervensystem beeinflusst. So lassen Stressbotenstoffe unsere Faszien verkürzen und verfilzen und deren Grundspannung steigern. Dies macht uns anfällig für Verletzungen. Eine gewisse innere Gelassenheit hingegen kann unsere Körpergrundspannung reduzieren.

Interessant sind auch Erkenntnisse, dass diese Beziehung umgekehrt genauso gilt. Haben unsere Faszien einen erhöhten Tonus, so fühlen wir uns innerlich unruhig, wir sind gestresst. Körper und Seele stehen also in einer Wechselbeziehung zueinander, die eine Erklärung dafür liefert, wie täglicher Stress und Rückenschmerzen sich gegenseitig aufrechterhalten, wenn wir nicht von beiden Seiten effektiv dagegenwirken.

Unser Körper vergisst nicht. So wie negativer Stress seine Spuren hinterlässt, so hinterlassen auch bedrohende oder schockierende emotionale Erlebnisse, etwa ein Unfall, ihre Spuren. Wie die sichtbare Narbe auf der Haut entstehen unsichtbare Traumata in unserem Nervensystem, die die Faszien und Muskeln sozusagen in leichte »Dauerschockstarre« versetzen und auf diese Weise zu chronischem Schmerz führen können. Dies lässt sich durch die hohe Dichte an primär afferenten (zum zentralen Nervensystem führenden) Nozizeptoren im Fasziennetz erklären. Die Oberflächenfaszie zum Beispiel, direkt unter der Haut, besitzt 80 Prozent aller freien Nervenendigungen. Diese »verkörpern« sozusagen das periphere Gedächtnis, das Speichersystem unserer oft ins Unterbewusstsein verdrängten, da unangenehmen Erlebnisse.

Dieses Prinzip der im Nervensystem gespeicherten und zu chronischen Verspannung führenden Erinnerungen liegt zum Beispiel manchen Formen der Körpertherapie zur Schmerzauflösung zugrunde. Aus ganzheitlicher Sicht schlagen solche Therapiemethoden (zum Beispiel Myofaszialkinematik, Osteopathie, Rolfing), die auch die Faszie wieder »befreien«, somit die Brücke zwischen rein körperlich-struktureller und rein psychotherapeutischer Behandlung.

BASICS

FAZIT

Diese Vielfalt an Einflussfaktoren auf die Qualität unseres Fasziengewebes erfordert eine ganzheitliche Betrachtung, nicht nur bei der Ursachensuche von Schmerz, sondern auch in der myofaszialen Therapie. Denn ist der Körper erst einmal aus dem Gleichgewicht geraten, sind seine Selbstheilungskräfte eingeschränkt und er ist wesentlich anfälliger für Verletzungen wie Muskelzerrungen, Bänderrisse, Sehnenentzündungen oder sogar Knochenbrüche.

Um es also erst gar nicht so weit kommen zu lassen, ist es wichtig, bereits vorbeugend das gesamte Muskel-Faszien-System im Gleichgewicht und geschmeidig zu halten oder im Fall der Fälle wieder ins Gleichgewicht und geschmeidig zu bekommen. Durch regelmäßige, abwechslungsreiche Bewegung, spezielle myofasziale Techniken und Übungen, wie zum Beispiel den myofascial Techniques mit den BLACKROLL®-Produkten, sowie durch richtige Ernährung und guten Umgang mit psychosozialen Einflussfaktoren, zum Beispiel durch Entspannungstraining, können in jedem Alter Schmerzfreiheit, Rückengesundheit und Lebensfreude erreicht werden.

FUNCTIONAL TRAINING

SELF-MYOFASCIAL TECHNIQUES

WORKOUTS

WARNHINWEISE

Das Training mit der BLACKROLL® sollte bei folgenden Beschwerden entweder vermieden oder erst nach Rücksprache mit dem behandelnden Arzt aufgenommen werden.

PRINZIPIELL GIBT ES DREI HARTE KONTRAINDIKATIONEN, DIE DIE ANWENDUNG DER BLACKROLL® GRUNDSÄTZLICH AUSSCHLIESSEN:

- RÖTUNG
- SCHWELLUNG
- AKUTER SCHMERZ

Diese Kontraindikationen finden sich bei nahezu allen akuten Traumata bzw. Erkrankungen (zum Beispiel Frakturen, Thrombosen, akute Lumbago).

BEI WEICHEN KONTRAINDIKATIONEN MUSS INDIVIDUELL ENTSCHIEDEN WERDEN, OB EINE ANWENDUNG DER BLACKROLL® ERFOLGEN KANN BZW. DARF. ZU DEN WEICHEN KONTRAINDIKATIONEN ZÄHLEN ZUM BEISPIEL:

- OSTEOPOROSE
- BANDSCHEIBENSCHÄDEN
- EINNAHME VON GERINNUNGSHEMMENDEN (»BLUTVERDÜNNENDEN«) MEDIKAMENTEN
- FIBROMYALGIE (SIEHE RECHTS)
- ERKRANKUNGEN DES RHEUMATISCHEN FORMENKREISES
- GELENKERSATZ
- TUMORERKRANKUNGEN
- SCHWANGERSCHAFT

Sollte eine oder mehrere dieser weichen Kontraindikationen bei Ihnen zutreffen, halten Sie bitte zunächst unbedingt Rücksprache mit Ihrem behandelnden Arzt oder Therapeuten.

Generell bitten wir zu beachten: Die Produkte werden auf eigenes Risiko für Übungen verwendet. Wir empfehlen Ihnen, sich von einem Physiotherapeuten, Manualtherapeuten, Masseur oder Facharzt beraten zu lassen, wenn Sie Zweifel bzw. stärkere Schmerzen nach der Selbstmassage oder wiederkehrende Verletzungen haben.

BLACKROLL®-MASSAGE BEI FIBROMYALGIE

Aus schulmedizinischer Sicht sollten sich Personen, die unter Fibromyalgie leiden, nicht mit der BLACKROLL® massieren. Allerdings gibt es vielversprechende Ansätze, die zeigen, dass bei vermeintlich bereits austherapierten Patienten gerade die Selbstmassage ein angenehmer Weg ist.

Der Grund: Durch die Massage mit der BLACKROLL® kann der Patient den Druck selbst bestimmen und regulieren.

Unser Rat: Wer von den Betroffenen sich also mit der BLACKROLL® selbst massieren will, sollte davor mit seinem behandelnden Arzt sprechen.

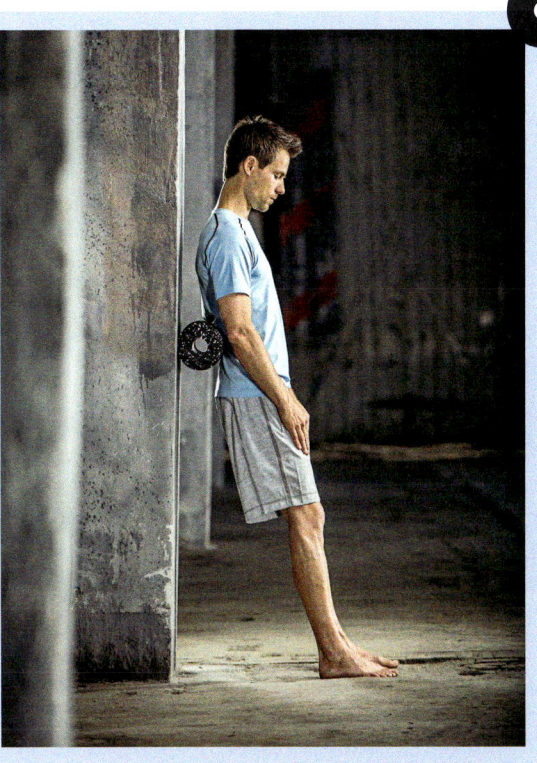

BASICS

FUNCTIONAL TRAINING

SELF-MYOFASCIAL TECHNIQUES

WORKOUTS

TRAINING & FITNESS

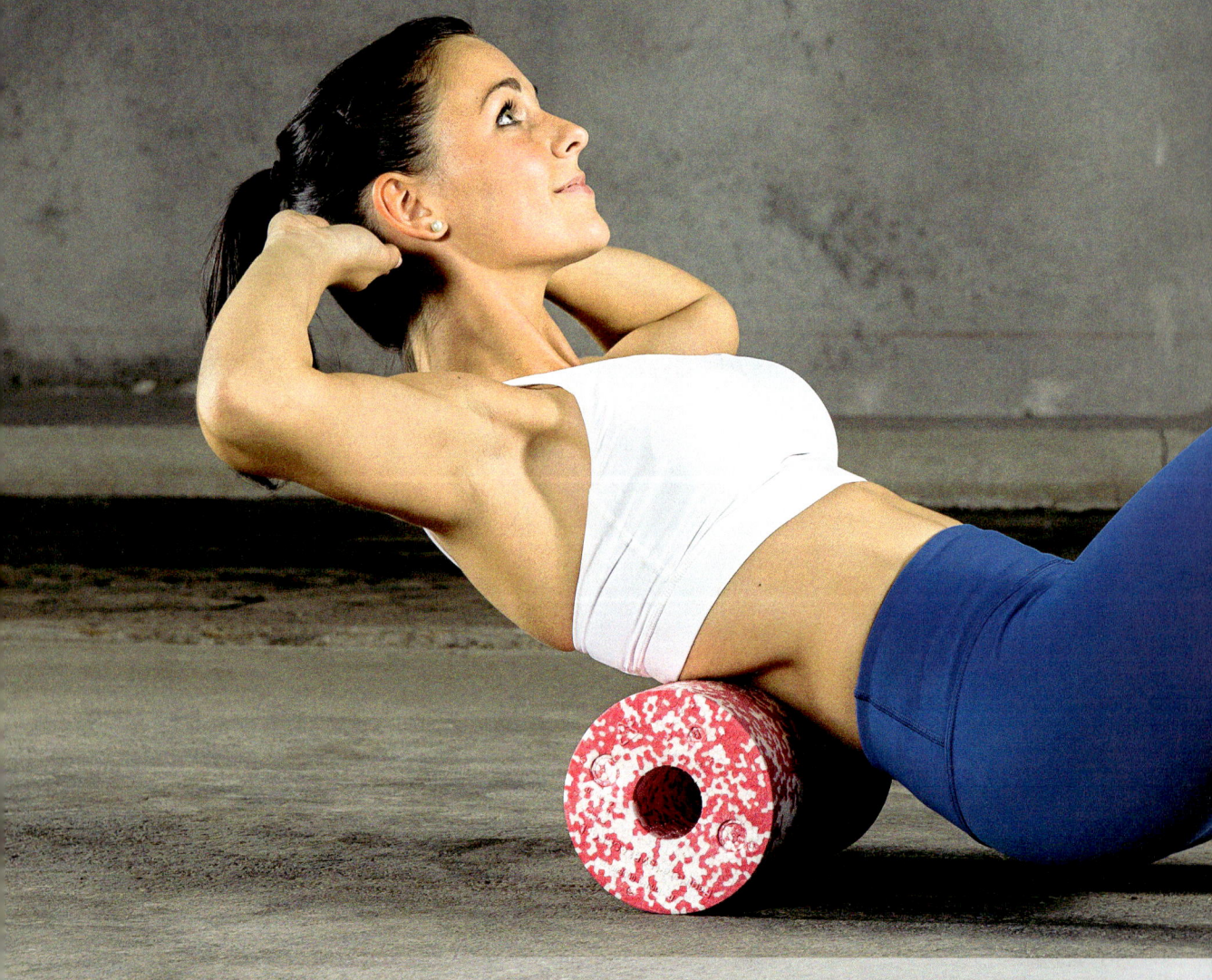

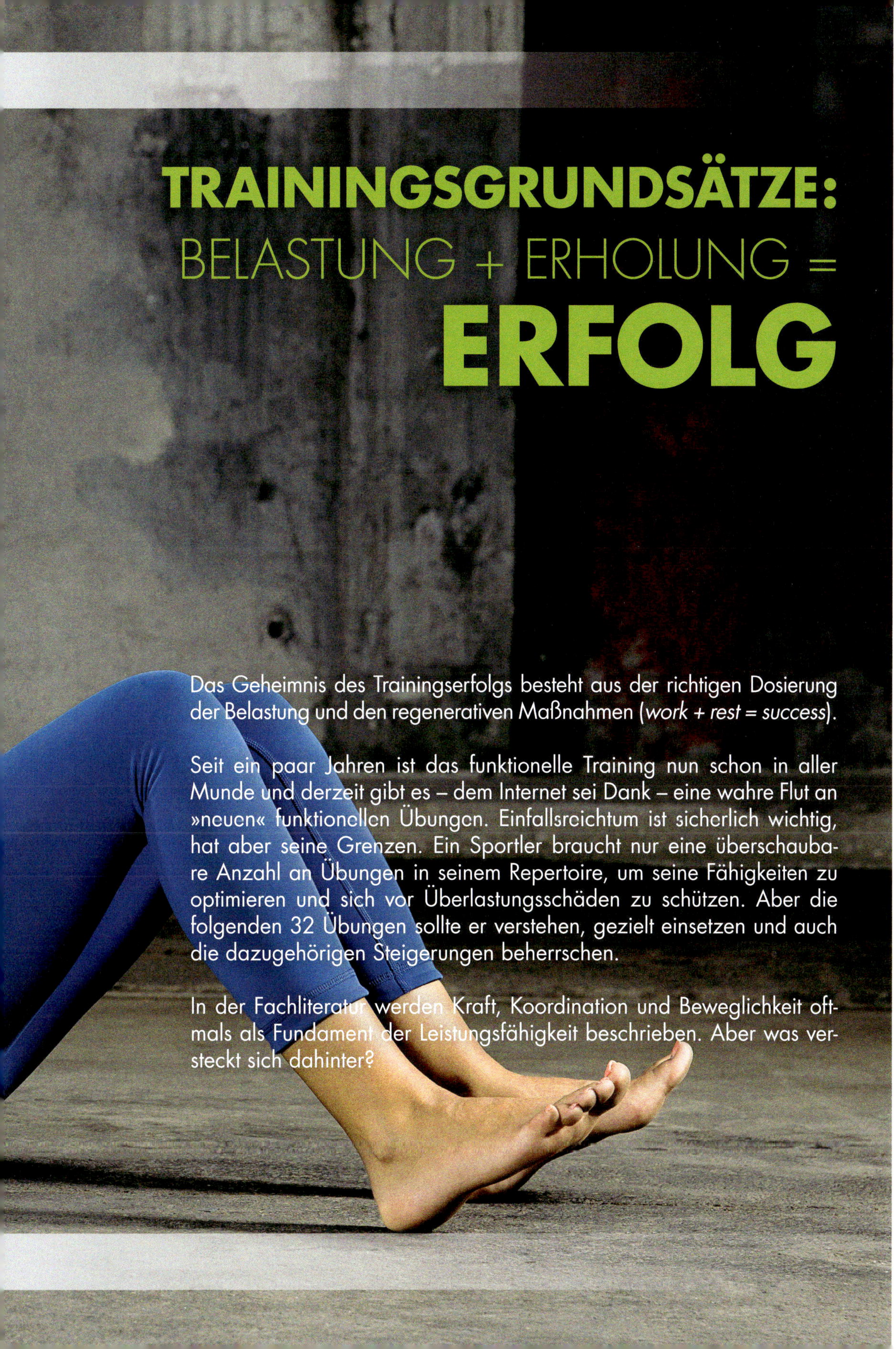

TRAININGSGRUNDSÄTZE:
BELASTUNG + ERHOLUNG =
ERFOLG

Das Geheimnis des Trainingserfolgs besteht aus der richtigen Dosierung der Belastung und den regenerativen Maßnahmen (*work + rest = success*).

Seit ein paar Jahren ist das funktionelle Training nun schon in aller Munde und derzeit gibt es – dem Internet sei Dank – eine wahre Flut an »neuen« funktionellen Übungen. Einfallsreichtum ist sicherlich wichtig, hat aber seine Grenzen. Ein Sportler braucht nur eine überschaubare Anzahl an Übungen in seinem Repertoire, um seine Fähigkeiten zu optimieren und sich vor Überlastungsschäden zu schützen. Aber die folgenden 32 Übungen sollte er verstehen, gezielt einsetzen und auch die dazugehörigen Steigerungen beherrschen.

In der Fachliteratur werden Kraft, Koordination und Beweglichkeit oftmals als Fundament der Leistungsfähigkeit beschrieben. Aber was versteckt sich dahinter?

BASICS

FUNCTIONAL TRAINING

SELF-MYOFASCIAL TECHNIQUES

WORKOUTS

Allein bei der Beweglichkeit spielen viel mehr Faktoren eine Rolle, als noch vor ein paar Jahren gedacht.

Die Gelenke geben durch die anatomischen Gegebenheiten einen Bewegungsumfang vor. Dieser Umfang wird durch die Elastizität der Kapseln, Sehnen und Bänder eingeschränkt. Zusätzlich zu den Sehnen und Bändern spielt natürlich auch der Tonus der Muskulatur eine große Rolle. Viele Sportler kennen das Gefühl von verhärteter und verkürzter Muskulatur. Als Lösung dieses Problems wird dann immer die Dehnung der Muskulatur (Stretching) angeführt.

Wir müssen uns von dem Glauben verabschieden, dass wir durch dieses geringe Maß an mechanischer Dehnung (Zug) am Gewebe eine Strukturveränderung oder tatsächliche Verlängerung der Muskeln oder Sehnen erzielen können.

Was wir aber in den vergangenen Jahren gelernt haben, ist, dass wir mithilfe von bestimmten Übungsfolgen oder Therapietechniken tatsächlich in der Lage sind, Funktion, Beweglichkeit und Elastizität der Muskulatur im positiven Sinne zu verändern. Diese Erkenntnisse aus der Trainingstherapie sind in die Mobilitätsübungen eingeflossen. Mithilfe dieser Übungen bereiten Sie Ihren Körper ideal auf die kommenden Beanspruchungen vor. Um den Körper jedoch nachhaltig beweglich zu halten, nutzen wir Hartschaumrollen (zum Beispiel von BLACKROLL®), die wir zur Selbstmassage (myofascial Techniques), aber auch für Kraft- und Koordinationsübungen verwenden.

10 TRAININGSGEBOTE

1. BESTIMME DEINEN STANDORT.
2. SETZE DIR REALISIERBARE ZIELE.
3. DU BRAUCHST EINEN PLAN.
4. ARBEITE AN DEINEN SCHWÄCHEN.
5. TRAINIERE PROGRESSIV.
6. ERHOLE DICH.
7. ACHTE AUF DEINE ERNÄHRUNG.
8. VERTRAUE DEINEM KÖRPER.
9. MACH IMMER MAL ETWAS ANDERES.
10. VERSUCHE ES NICHT, SONDERN TU ES.

BEWEGUNGSQUALITÄT

Darunter verstehen Sportler und Trainer das Zusammenspiel von Balance, Mobilität und Stabilität. Der Fokus beim Training sollte immer auf der bewussten und unbewussten Bewegungssteuerung liegen. Daher wird beim funktionellen Training mit der BLACKROLL® darauf geachtet, dass alle Bewegungen anatomisch sinnvoll sind, dass das Zusammenspiel der einzelnen Muskelpartien harmonisch und gelenkschonend abläuft. Denn dies ist das Fundament für eine nachhaltige Bewegung und Fortbewegung.

PROGRESSION (STEIGERUNG)

Nur wer seine Trainingsintensität sinnvoll steigert, wird erfolgreich sein. Denn so vermeidet er Überlastungen und Überforderungen. Daher sollte der Trainierende seine Workouts langsam und mit Bedacht ausbauen und intensivieren. Beginnen Sie immer mit Grundübungen, um sich nicht zu überfordern – am besten auf einem stabilen Untergrund. Die Intensität und den Schwierigkeitsgrad der Übungen sollte der Sportler erst dann steigern, wenn er die vollständige Anzahl der angegebenen Wiederholungen in gleichbleibend guter Bewegungsqualität ausführen kann. Im fortgeschrittenen Stadium kann die BLACKROLL® als instabiles Hilfsmittel hinzugezogen werden.

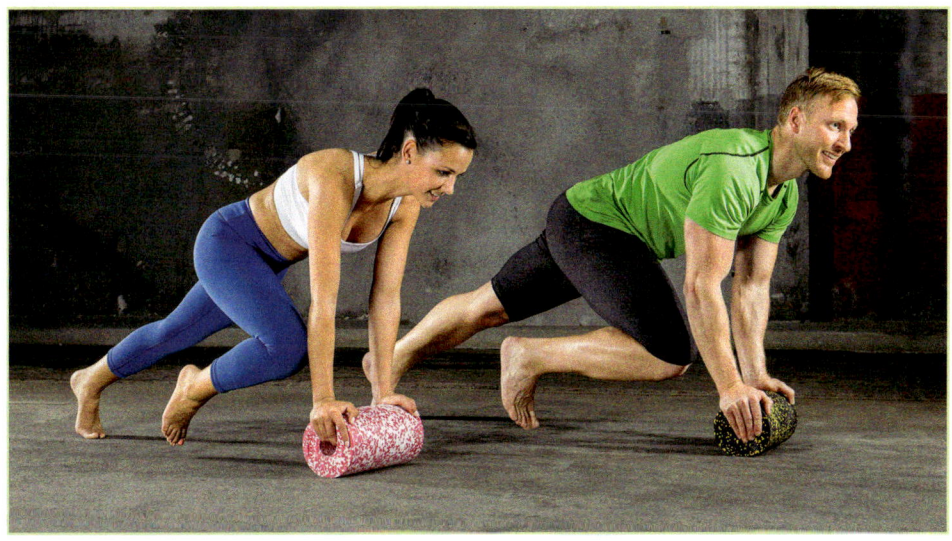

Die BLACKROLL® ist ein ideales Tool fürs Functional Training.

BASICS

FUNCTIONAL TRAINING

SELF-MYOFASCIAL TECHNIQUES

WORKOUTS

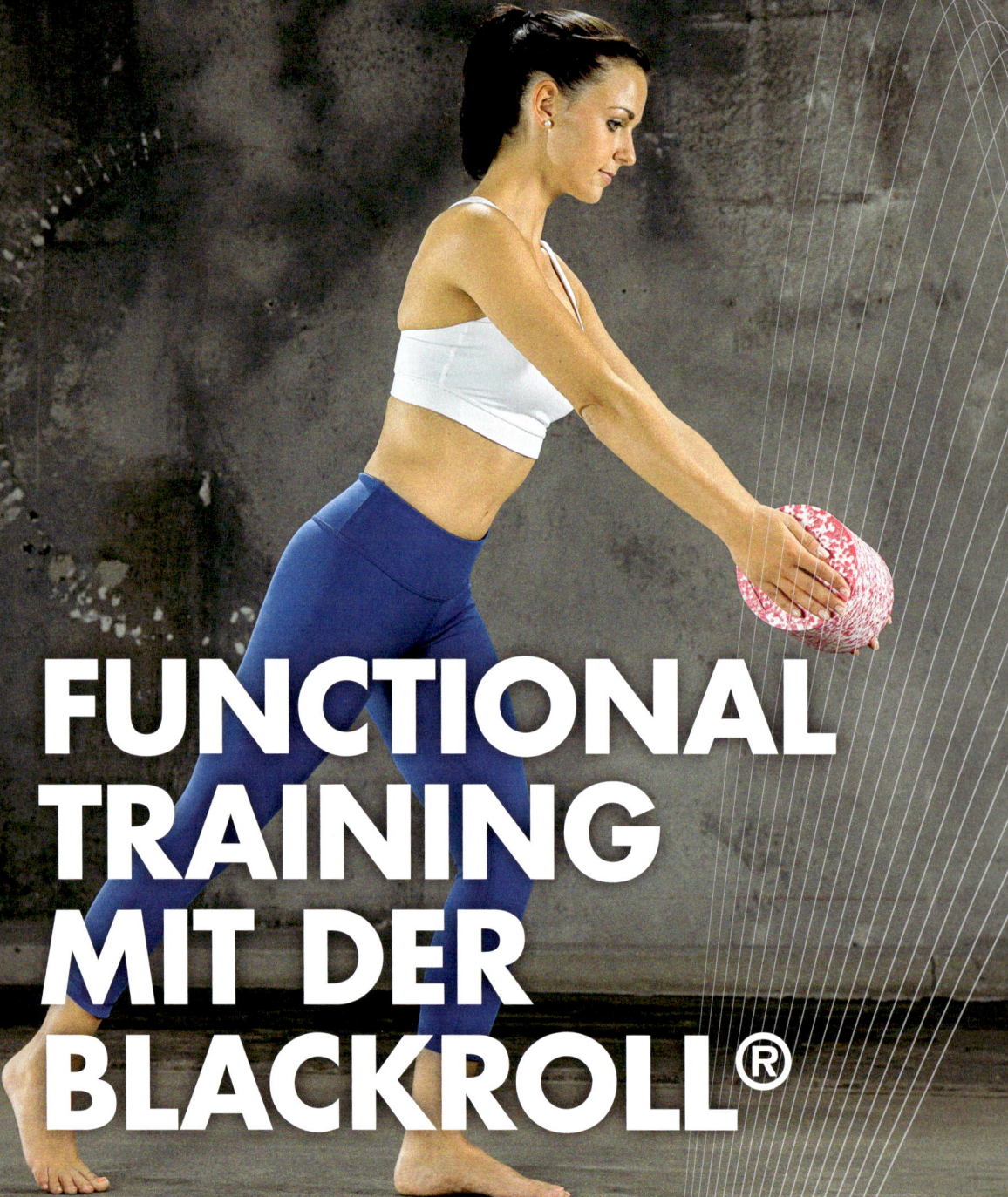

FUNCTIONAL TRAINING MIT DER BLACKROLL®

BALANCE

EINFÜHRUNG

Mit dem Training der Balance beginnt jedes Workout, denn das Gleichgewicht ist einer der drei integralen Bestandteile des Fundaments eines nachhaltig leistungsfähigen Körpers.

Doch wie entsteht dieses Gleichgewicht? Das Gehirn ist ständig damit beschäftigt, die eingehenden Sinnesinformationen aus der Peripherie auszuwerten und motorische Programme daraus abzuleiten.

FOLGENDE SINNESEINDRÜCKE SPIELEN DABEI EINE ROLLE:

- DAS VISUELLE FEEDBACK UNSERER AUGEN
- ROTATIONSBEWEGUNGEN ÜBER UNSER INNENOHR
- DAS STEREOHÖREN DER OHREN
- DIE OBERFLÄCHENSENSIBILITÄT UNSERER HAUT
- DIE TIEFENSENSIBILITÄT IN MUSKELN, SEHNEN, BÄNDERN UND FASZIEN

Je mehr Zeit wir sitzend oder liegend verbringen, desto schlechter wird der Gleichgewichtssinn. Gerade bei älteren Menschen ist das schlechter werdende Gleichgewicht eine der Hauptursachen für Stürze und damit Verletzungen. Nicht selten müssen diese nachts in ein Krankenhaus gebracht werden, weil sie auf dem Weg ins Bad stürzen und sich dabei den Schenkelhals brechen. Das Schlimme daran ist, dass viele dieser Verletzungen vermeidbar wären, wenn das Gleichgewicht regelmäßig trainiert würde. Denn auch im hohen Alter sind hier noch deutliche Trainingseffekte messbar.

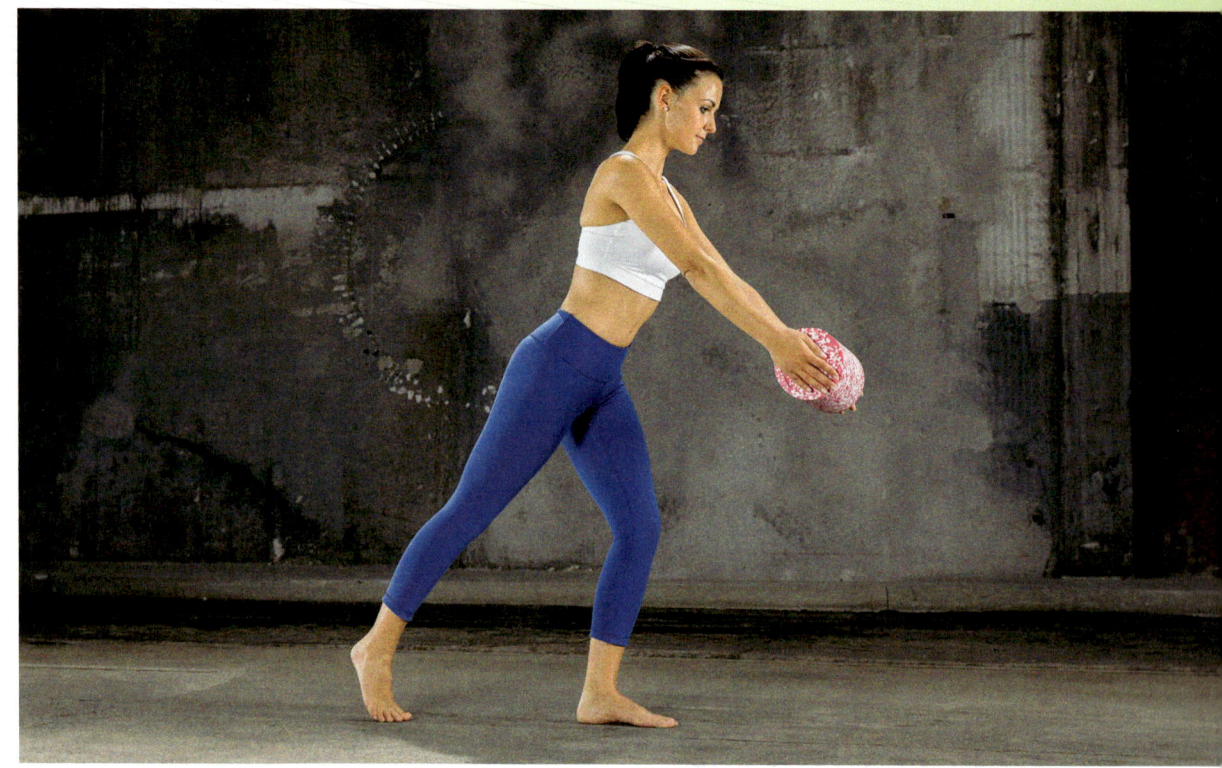

STANDWAAGE
STANDING SCALE

TIPP

Am Anfang ist es einfacher, wenn das Standbein etwas mehr gebeugt wird.

ZIELE
- BALANCE
- MOBILISIERUNG DER HÜFTE UND DER HINTEREN OBERSCHENKEL (HAMSTRINGS)

Ausgangsposition
- die BLACKROLL® in beide Hände nehmen
- mit einem Bein einen kleinen Schritt nach vorne machen
- das Standbein befindet sich unter dem Körperschwerpunkt und ist leicht gebeugt
- das hintere Bein ist gestreckt
- der Oberkörper ist leicht nach vorne geneigt
- die Arme sind gestreckt

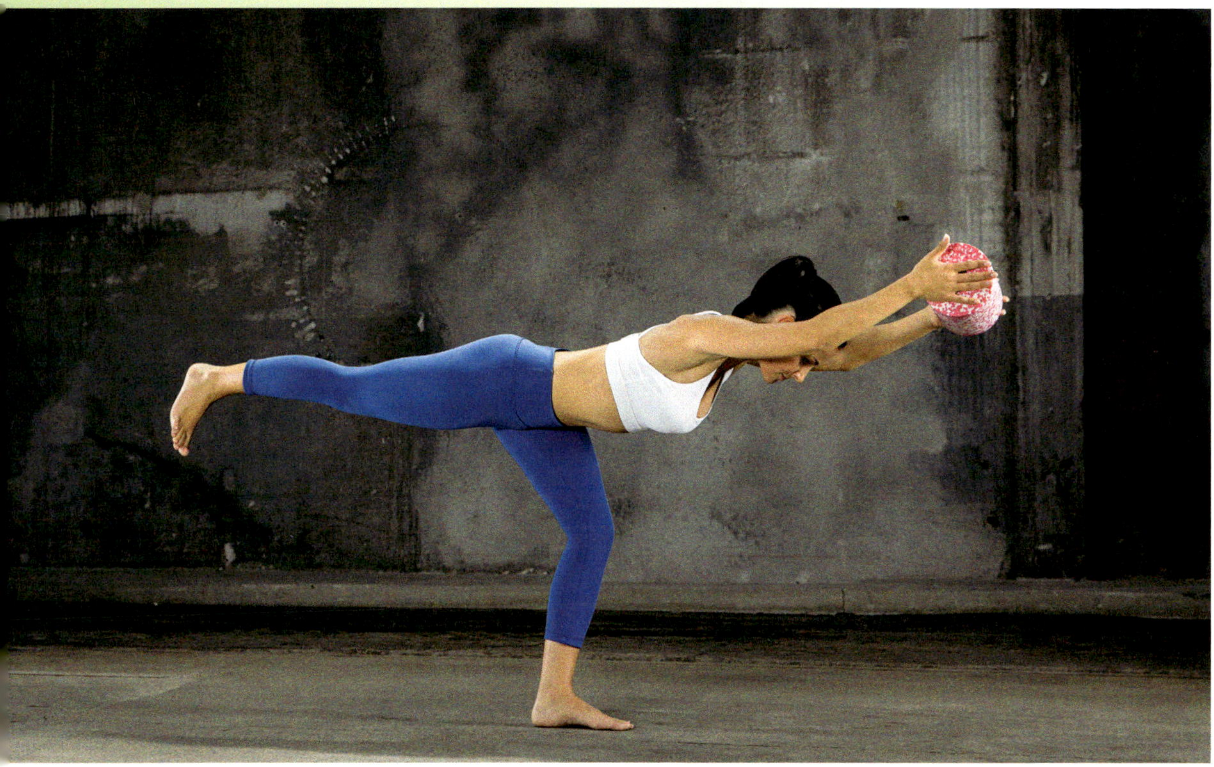

Ausführung

· die Arme nach vorne strecken
· Arme und Oberkörper befinden sich parallel zum Boden
· das hintere Bein vom Boden lösen und die Hüfte beugen
· das hintere Bein so weit anheben, dass es mit dem Rumpf eine Linie bildet
· dann die Seite wechseln

Darauf achten, dass

· das hintere Bein nur so weit angehoben wird, dass das Becken noch parallel
  gehalten werden kann.
· der Kopf zwischen den Schultern bleibt.
· die Arme gestreckt sind.
· die Ferse am Boden bleibt.
· die Knie nicht über die Zehenspitzen nach vorne wandern.
· der Blick immer geradeaus gerichtet ist.
· mit dem Ausatmen die Position Standwaage eingenommen wird und mit dem
  Einatmen in die Ausgangsposition zurückgekehrt wird.

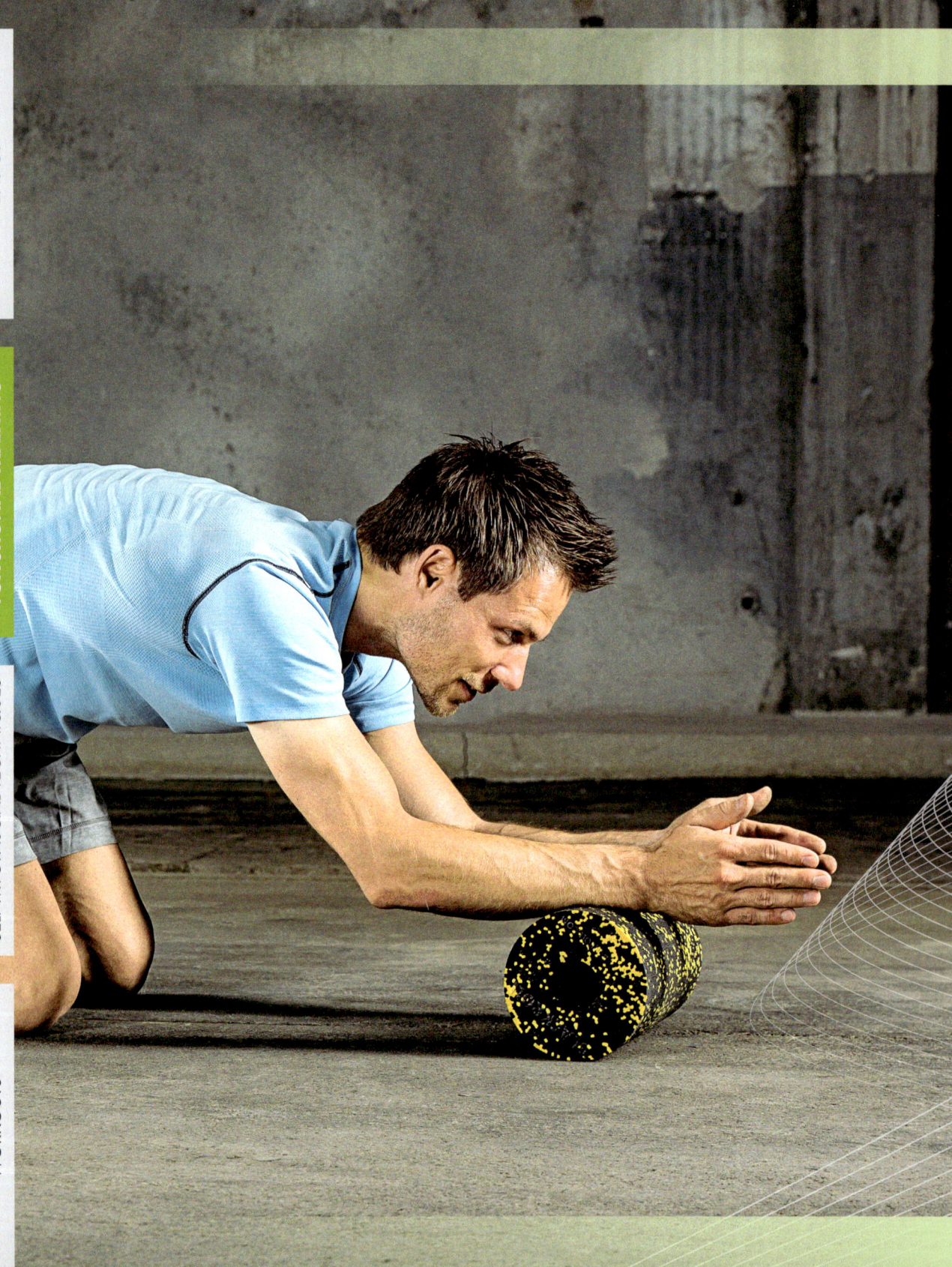

MOBILITÄT

EINFÜHRUNG

Die Mobilität (Beweglichkeit oder Flexibilität) ist der zweite essenzielle Bestandteil des Fundaments unserer Leistungsfähigkeit. Beim Training der Mobilität werden die Bewegungsumfänge der Gelenke (Range of Motion) und die Elastizität der Faszien und Muskulatur gezielt trainiert und verbessert. Durch Dehnimpulse werden die Zellen im Bindegewebe animiert, neue elastische Fasern zu bilden und alte, starre und brüchige Fasern abzubauen. Wer mobil ist, kann sich besser bewegen und die volle Funktion der beteiligten Gliedmaßen nutzen. Eine eingeschränkte Mobilität dagegen stellt ein großes Risiko für Sportverletzungen dar. Bei der Übungsausführung ist entscheidend, dass auf beiden Körperseiten das gleiche Bewegungsausmaß erreicht wird. Das Training wird bei vielen dazu führen, Asymmetrien der Beweglichkeit der Körperhälften aufzudecken, die aber in der Folge mit genau denselben Übungen – korrekt ausgeführt – systematisch abgebaut werden.

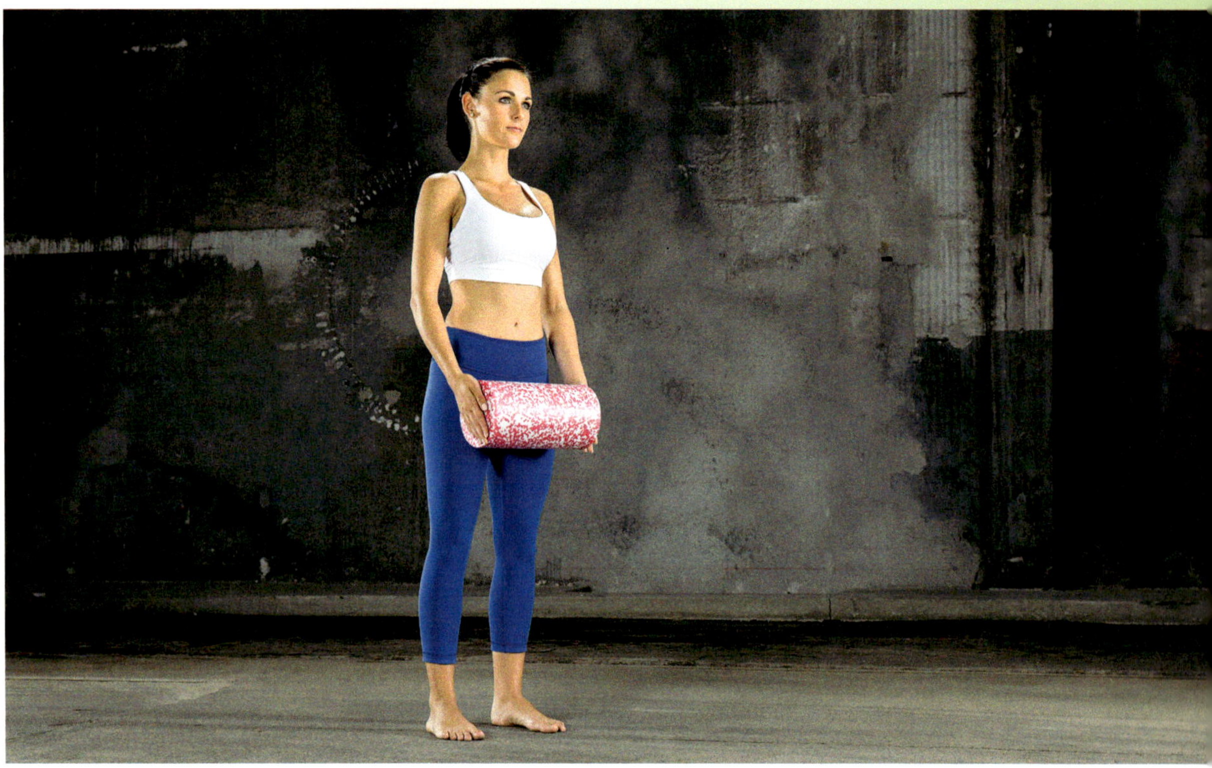

BASICS

FUNCTIONAL TRAINING

SELF-MYOFASCIAL TECHNIQUES

WORKOUTS

AUSFALLSCHRITT VORWÄRTS

FRONT LUNGE

ZIELE

- MOBILISIERUNG DER HÜFTE
- KRÄFTIGUNG DER BEINE UND DES POS
- BALANCE

Ausgangsposition

· aufrecht und stabil stehen
· die Füße stehen schulterbreit auseinander
· die BLACKROLL® vor dem Körper in den Händen halten

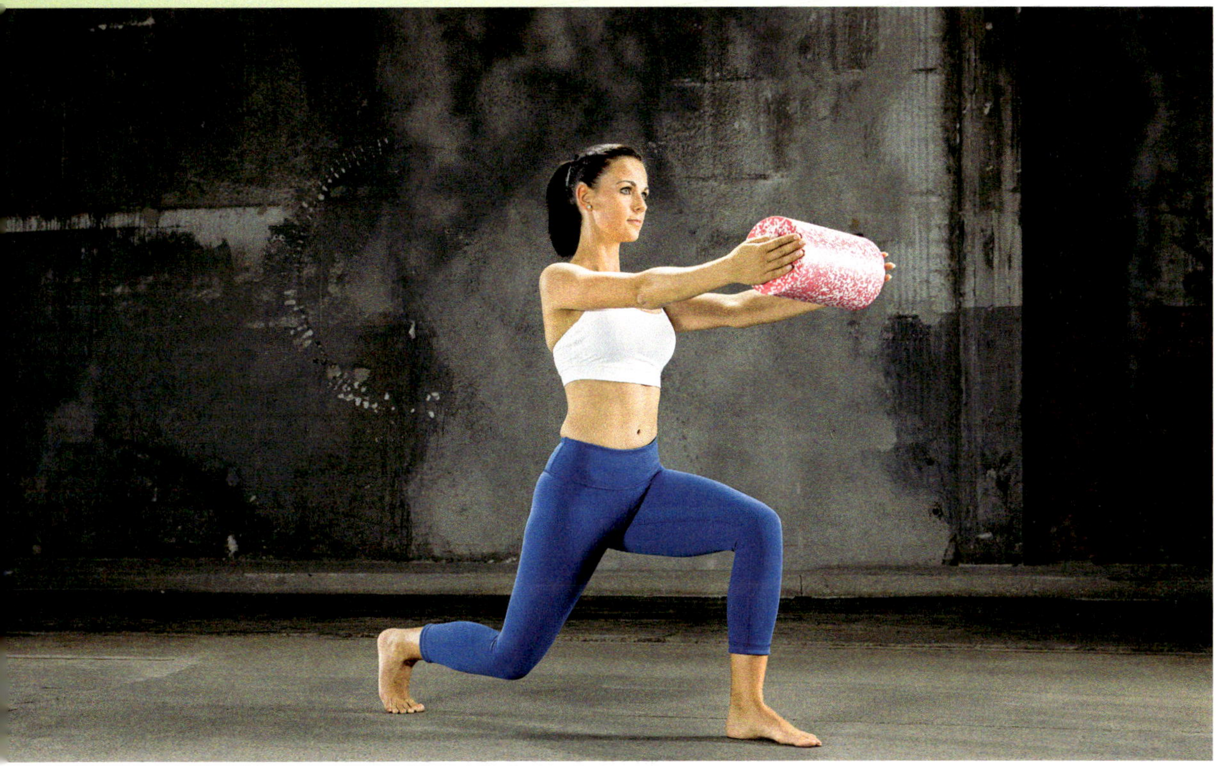

Ausführung

· mit dem linken Bein einen Ausfallschritt nach vorne machen und gleichzeitig
  die Arme vor dem Körper in Schulterhöhe heben
· tief in die Hocke gehen, dabei Oberkörper und Po nach unten absenken
· die Hüfte so weit absenken, dass das Knie des hinteren (rechten) Beines fast
  den Boden berührt
· so tief absenken, dass der linke Oberschenkel parallel zum Boden ist
· dann die Seite wechseln

Darauf achten, dass

· beide Kniegelenke im 90-Grad-Winkel gebeugt sind.
· der Oberkörper die ganze Zeit aufrecht bleibt.
· das Knie des vorderen Beins nicht über die Zehenspitzen hinausreicht.
· gleichmäßiger Druck seitlich auf die BLACKROLL® ausgeübt wird.
· die Arme während der Ausführung immer lang bzw. gestreckt sind.
· mit dem Einatmen ein Ausfallschritt nach vorne gemacht und mit
  dem Ausatmen in die Ausgangsposition zurückkehrt wird.

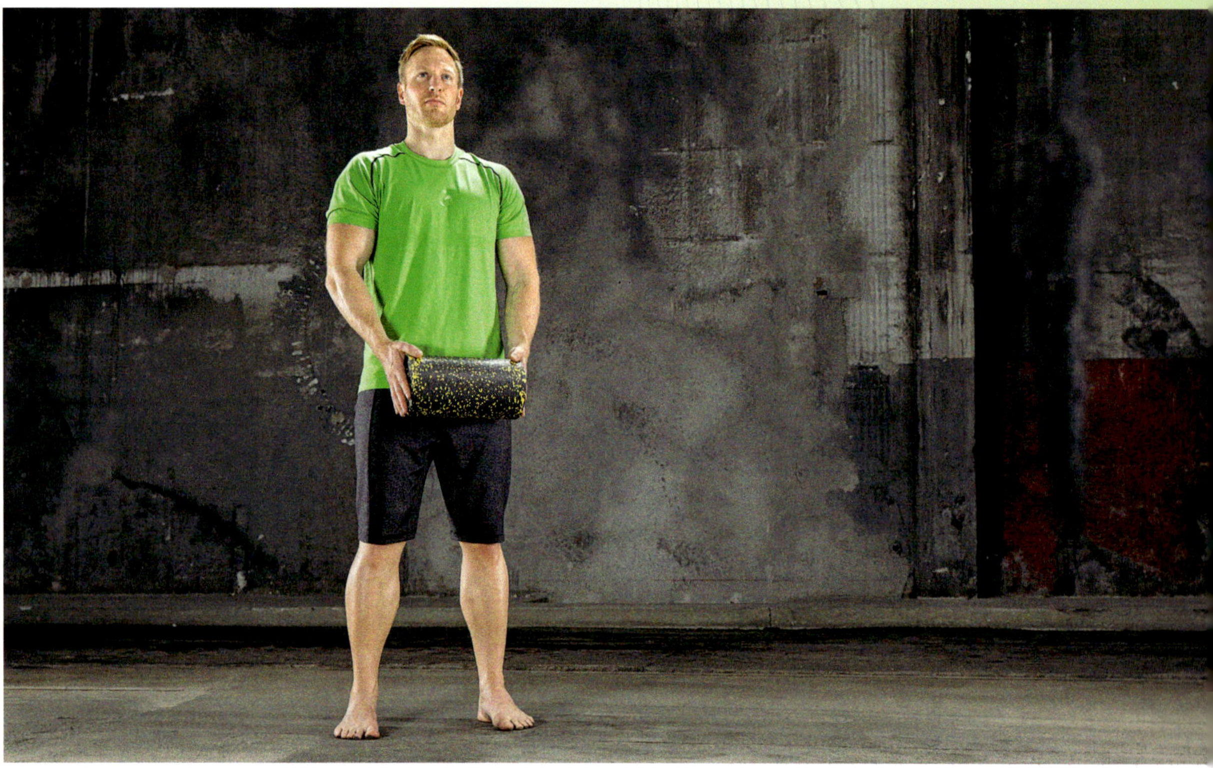

AUSFALLSCHRITT SEITWÄRTS

SIDE LUNGE

ZIELE

- MOBILISIERUNG DER HÜFTE UND ADDUKTOREN
- KRÄFTIGUNG DER BEINE UND DES POS

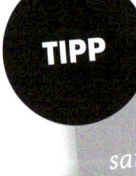

TIPP *Je stärker Sie die Rolle mit gestreckten Armen zusammendrücken, desto mehr wird der Oberkörper gleichzeitig mitgekräftigt.*

Ausgangsposition

· aufrecht und stabil stehen
· die Füße stehen schulterbreit auseinander
· Arme hängen locker nach unten
· die BLACKROLL® in den Händen halten

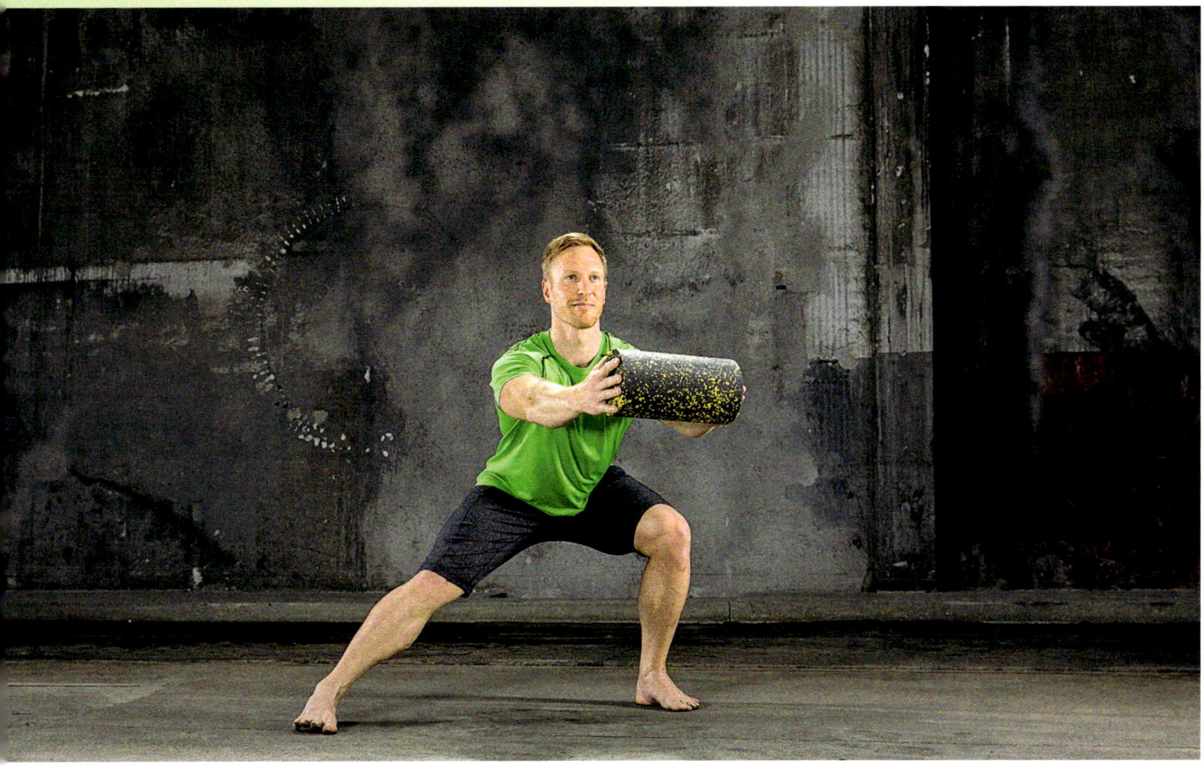

Ausführung

· mit dem linken Bein einen Ausfallschritt zur Seite machen und gleichzeitig
die Arme vor dem Körper in Schulterhöhe nach vorne strecken
· den Po dabei nach hinten schieben
· das rechte Bein bleibt immer gestreckt
· dann die Seite wechseln

Darauf achten, dass

· der Oberkörper die ganze Zeit aufrecht bleibt.
· die Arme gestreckt bleiben.
· die Fersen am Boden bleiben.
· die Knie nicht über die Zehenspitzen nach vorne wandern.
· der Blick immer nach vorne gerichtet ist und der Kopf aufrecht bleibt.
· mit dem Einatmen der Ausfallschritt gemacht und mit dem Ausatmen
in die Ausgangsposition zurückkehrt wird.

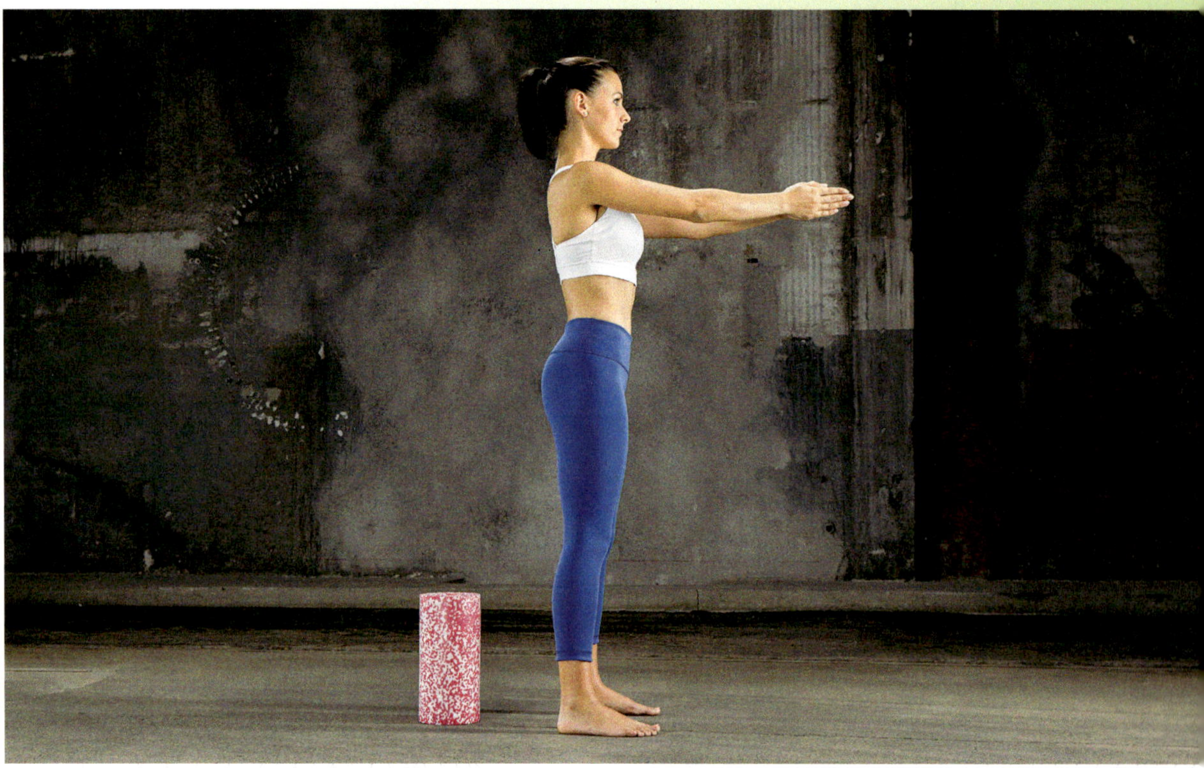

BASICS

FUNCTIONAL TRAINING

SELF-MYOFASCIAL TECHNIQUES

WORKOUTS

KNIEBEUGE LEVEL 1
SQUAT LEVEL 1

ZIELE

- MOBILISIERUNG DER SPRUNGGELENKE, KNIE UND HÜFTE
- KRÄFTIGUNG DER BEINE UND DES POS
- BALANCE UND STABILITÄT

INFO

Die tiefe Kniebeuge ist eine der wichtigsten Übungen, denn sie erfordert die Koordination von Sprunggelenken, Knie und Hüfte bei gleichzeitiger Rumpfstabilität. Die BLACKROLL® dient hier als taktiler Reiz, denn die Herausforderung besteht darin, sie mit dem Po zu berühren.

Ausgangsposition

- · aufrecht und stabil stehen
- · die Füße stehen schulterbreit auseinander
- · die BLACKROLL® steht dahinter – mittig zwischen den Beinen
- · die Arme sind nach vorne ausgestreckt
- · Daumen zeigen nach oben

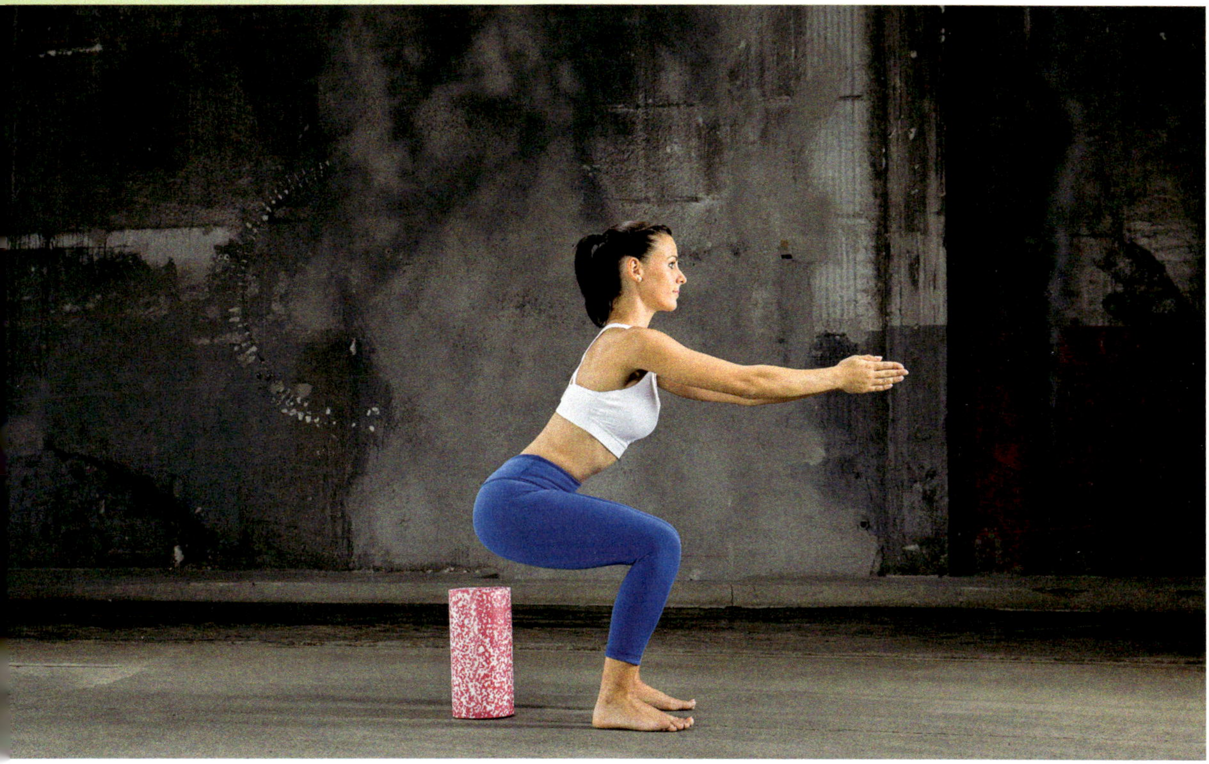

BASICS

FUNCTIONAL TRAINING

SELF-MYOFASCIAL TECHNIQUES

WORKOUTS

Ausführung

· den Po leicht nach hinten schieben und dabei langsam sowie kontrolliert tief in die Hocke gehen
· so weit absenken, dass der Po die Rolle leicht berührt

Darauf achten, dass

· der Oberkörper die ganze Zeit aufrecht bleibt.
· die Fersen am Boden bleiben.
· die Knie nicht über die Zehenspitzen nach vorne wandern.
· die Arme während der Ausführung immer lang bzw. gestreckt gehalten werden.
· mit dem Einatmen nach unten gegangen und mit dem Ausatmen in die Ausgangsposition zurückgekehrt wird.

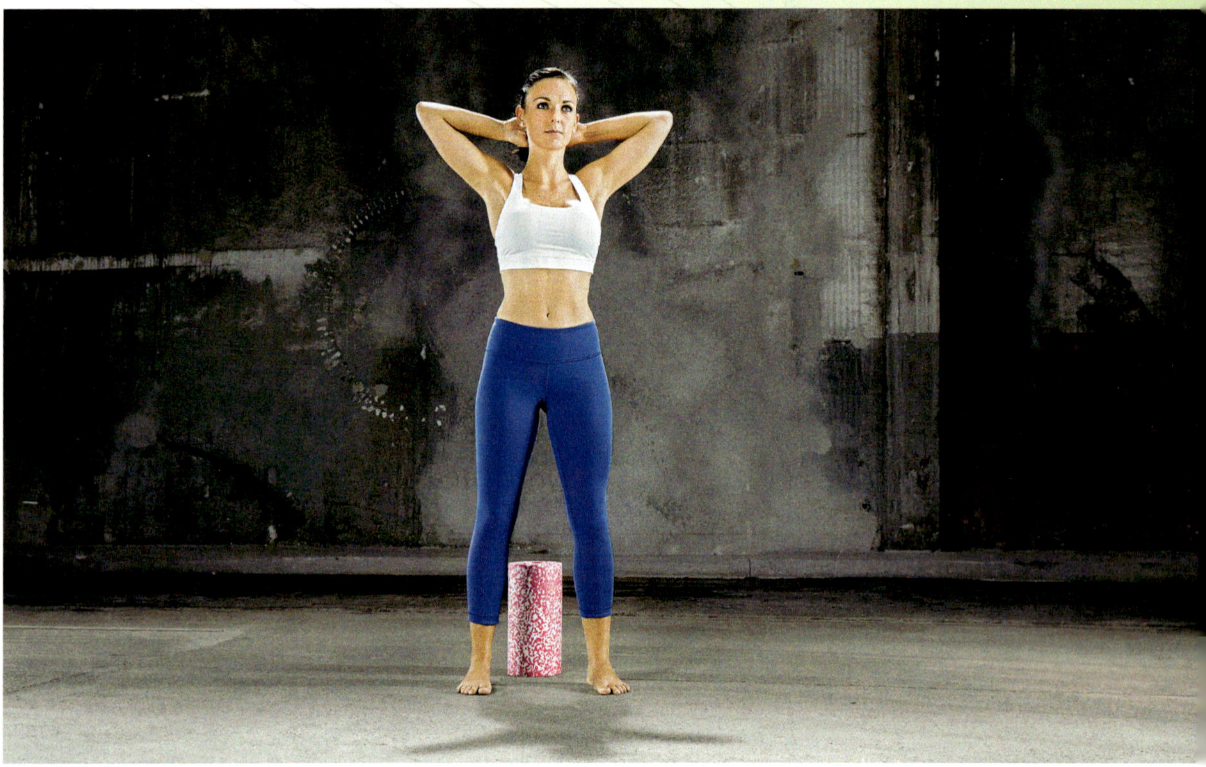

BASICS

FUNCTIONAL TRAINING

SELF-MYOFASCIAL TECHNIQUES

WORKOUTS

KNIEBEUGE LEVEL 2
SQUAT LEVEL 2

ZIELE
- MOBILISIERUNG DER SPRUNGGELENKE, KNIE, HÜFTE UND SCHULTERN
- KRÄFTIGUNG DER BEINE UND DES POS
- BALANCE UND STABILITÄT

Ausgangsposition
· aufrecht und stabil stehen
· die Füße stehen schulterbreit auseinander
· die BLACKROLL® steht dahinter – mittig zwischen den Beinen
· die Arme sind im Nacken verschränkt

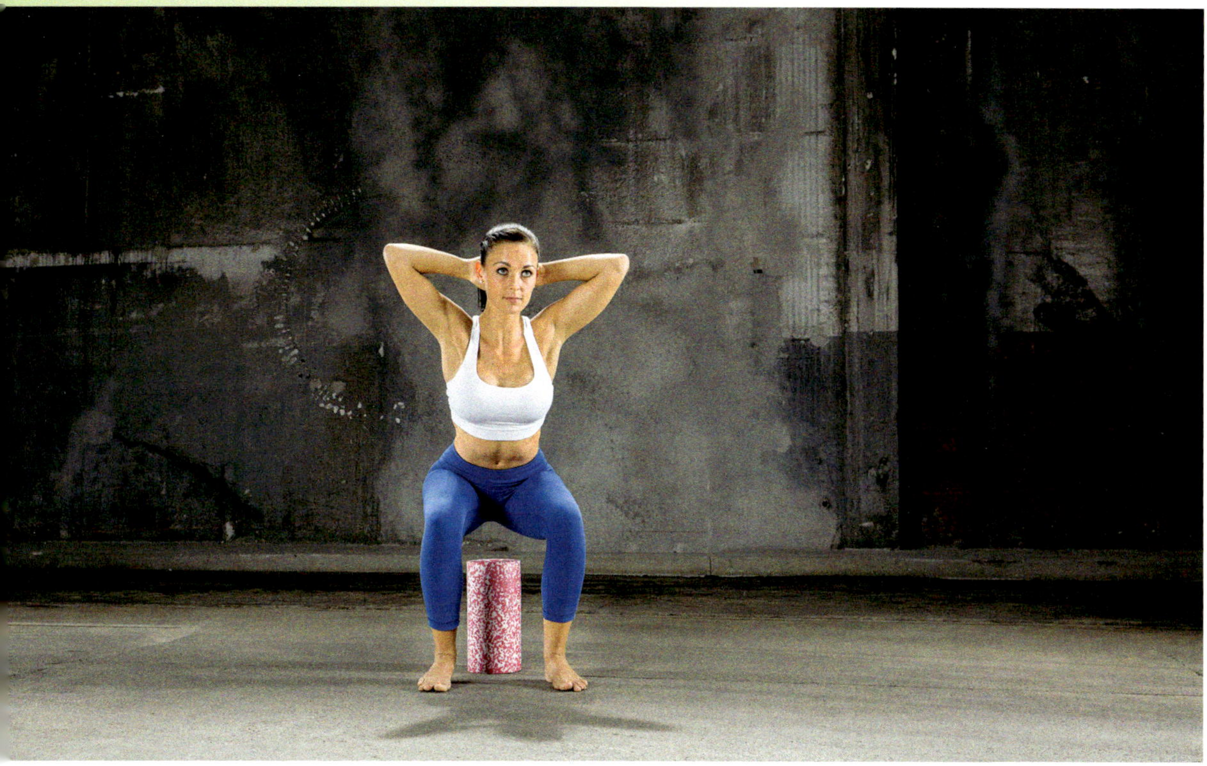

Ausführung

· den Po leicht nach hinten schieben und dabei langsam sowie kontrolliert tief
  in die Hocke gehen
· so weit absenken, dass der Po die Rolle leicht berührt

Darauf achten, dass

· der Oberkörper die ganze Zeit aufrecht bleibt.
· die Fersen am Boden bleiben.
· die Knie nicht über die Zehenspitzen nach vorne wandern.
· die Ellenbogen während der Ausführung immer nach außen zeigen.
· mit dem Einatmen nach unten gegangen und mit dem Ausatmen
  in die Ausgangsposition zurückgekehrt wird.

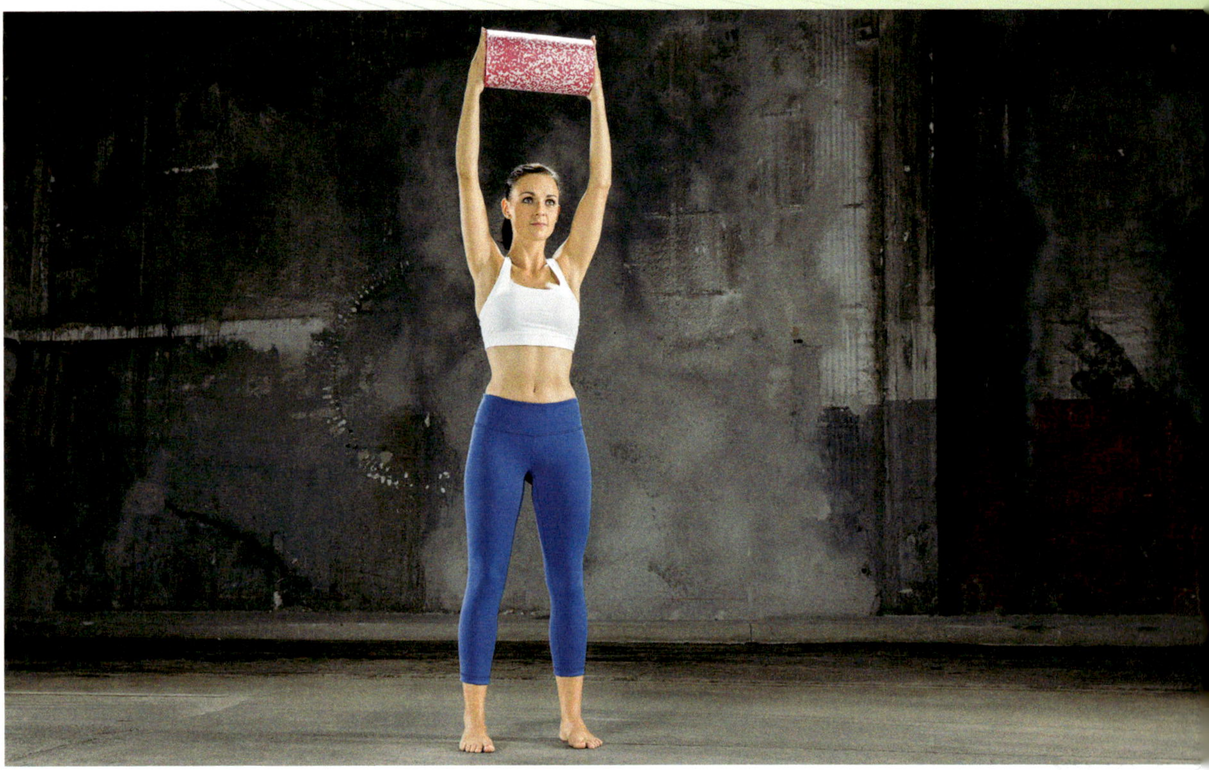

KNIEBEUGE LEVEL 3
SQUAT LEVEL 3

ZIELE

- MOBILISIERUNG DER SPRUNGGELENKE, KNIE, HÜFTE UND SCHULTERN
- KRÄFTIGUNG DER BEINE UND DES POS
- BALANCE UND STABILITÄT

TIPP

Je mehr Druck mit den gestreckten Armen seitlich auf die BLACKROLL® ausgeübt wird, desto mehr kräftigen Sie gleichzeitig Ihren Oberkörper.

Ausgangsposition

· aufrecht und stabil stehen
· die Füße stehen schulterbreit auseinander
· die BLACKROLL® in den Händen halten
· Arme sind nach oben gestreckt

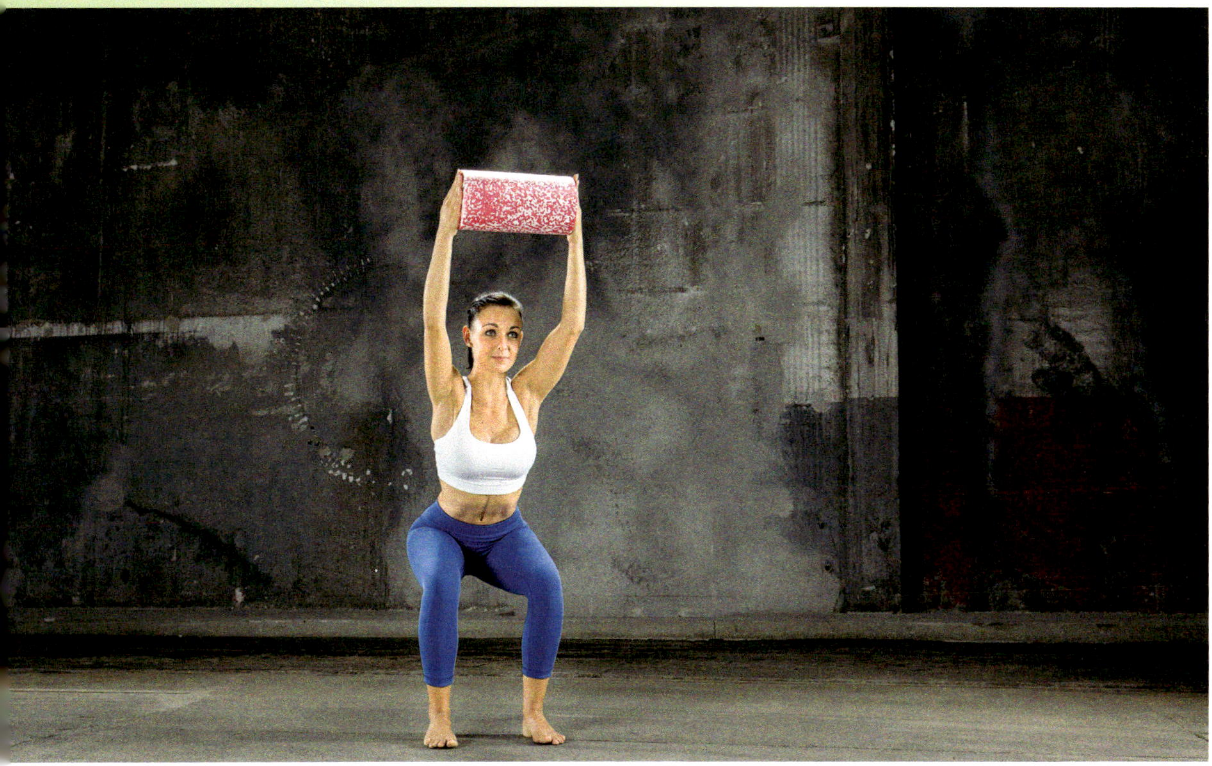

Ausführung

· den Po leicht nach hinten schieben und dabei langsam sowie kontrolliert tief
  in die Hocke gehen
· so tief in die Hocke gehen, bis die Oberschenkel parallel zum Boden sind

Darauf achten, dass

· der Oberkörper die ganze Zeit aufrecht bleibt.
· die Arme gestreckt bleiben.
· die Fersen am Boden bleiben.
· die Knie und die Arme nicht über die Zehenspitzen nach vorne wandern.
· der Blick immer nach vorne gerichtet ist und der Kopf aufrecht bleibt.
· mit dem Einatmen nach unten gegangen und mit dem Ausatmen
  in die Ausgangsposition zurückgekehrt wird.

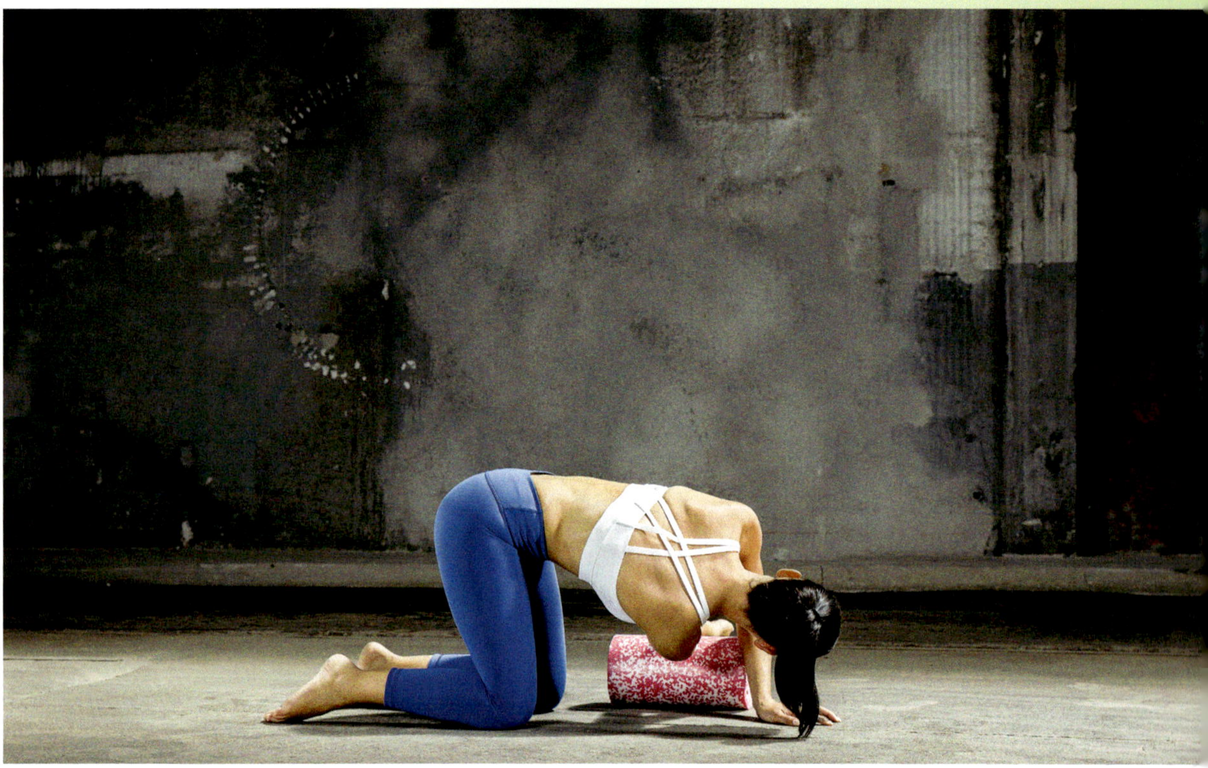

BASICS

FUNCTIONAL TRAINING

SELF-MYOFASCIAL TECHNIQUES

WORKOUTS

BWS-MOBILISATION

ZIEL
• MOBILISIERUNG VON BRUSTWIRBELSÄULE UND SCHULTERN

Ausgangsposition

· Vierfüßlerstand einnehmen

· die BLACKROLL® liegt längs und mittig zwischen Armen und Beinen

· die Hände befinden sich unter den Schultern

· die Beine sind hüftbreit auseinander

· Knie- und Hüftgelenke sind 90 Grad angewinkelt

· das rechte Handgelenk liegt auf der BLACKROLL®

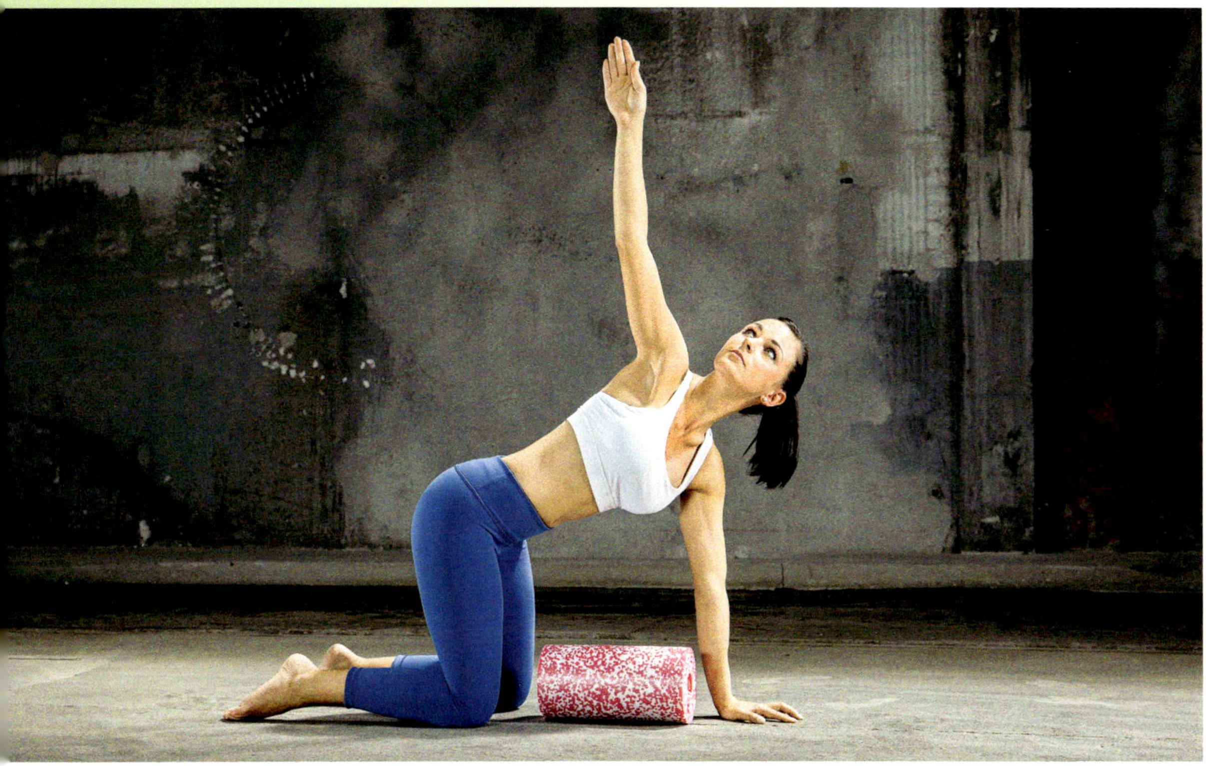

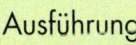

Ausführung

· mit dem Arm auf der BLACKROLL® nach links rollen und dabei die rechte Schulter tief zum Boden führen
· den Arm auf der BLACKROLL® zurückrollen und so weit rotieren, dass die Hand Richtung Decke zeigt
· Blick in die Handfläche, der Kopf dreht bei der Übung mit
· der linke Arm bleibt während der gesamten Übung gestreckt
· dann wieder zurück in die Ausgangsposition rollen

Darauf achten, dass

· das Becken und die Hüfte stabil bleiben

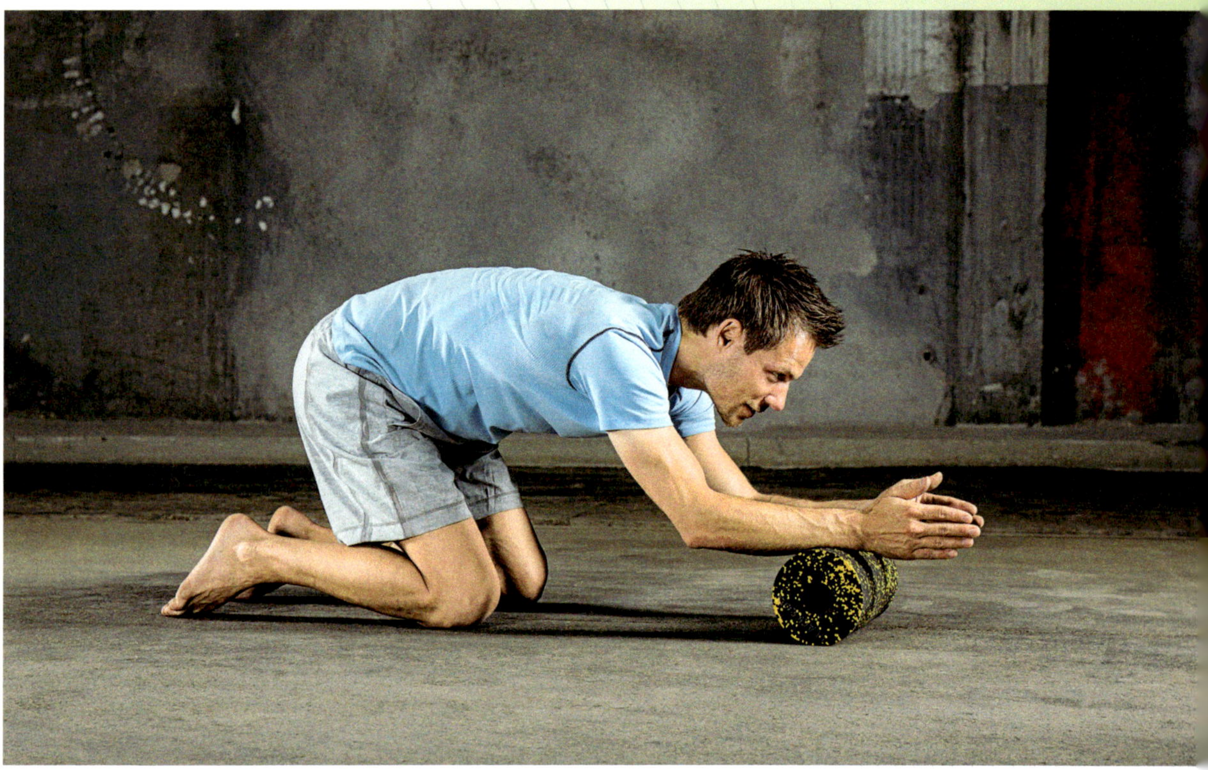

BASICS

FUNCTIONAL TRAINING

SELF-MYOFASCIAL TECHNIQUES

WORKOUTS

OBERKÖRPER-MOBILISATION

ZIEL
- MOBILISIERUNG DER WIRBELSÄULE, DER ARME UND DES SCHULTERGÜRTELS

Ausgangsposition
· auf dem Boden vor der BLACKROLL® knien
· den Oberkörper leicht nach vorne lehnen und beide Unterarme kurz oberhalb der Handgelenke auf der BLACKROLL® ablegen
· Daumen zeigen nach oben, Finger nach vorne
· Ellenbogen sind etwas mehr als 90 Grad gebeugt

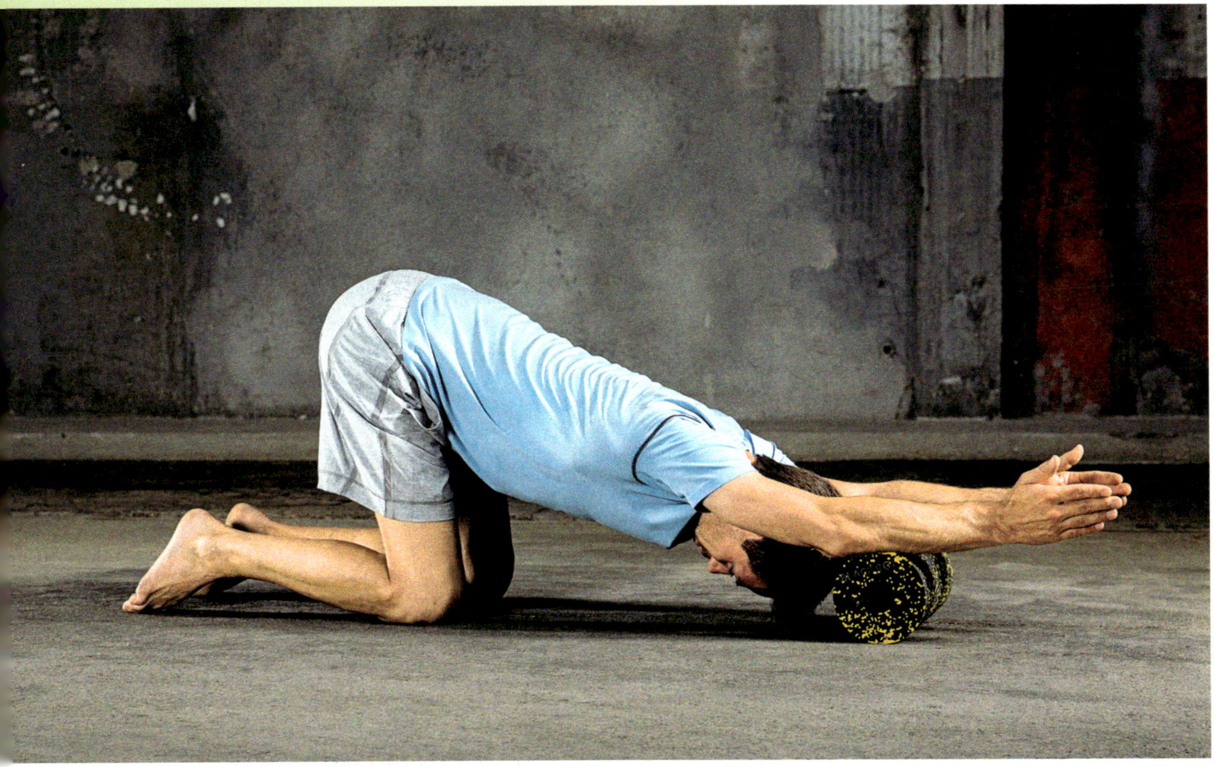

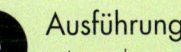

Ausführung

· Arme langsam nach vorne strecken und wieder zurückführen
· Kopf in der Vorwärtsbewegung zwischen die Arme führen
· leicht ins Hohlkreuz fallen bzw. den Bauch leicht durchhängen lassen

Darauf achten, dass

· die Dehnung auf der ganzen Vorderseite inkl. der Arme gespürt wird.
· in der Vorwärtsbewegung eingeatmet und in der Rückwärtsbewegung ausgeatmet wird.

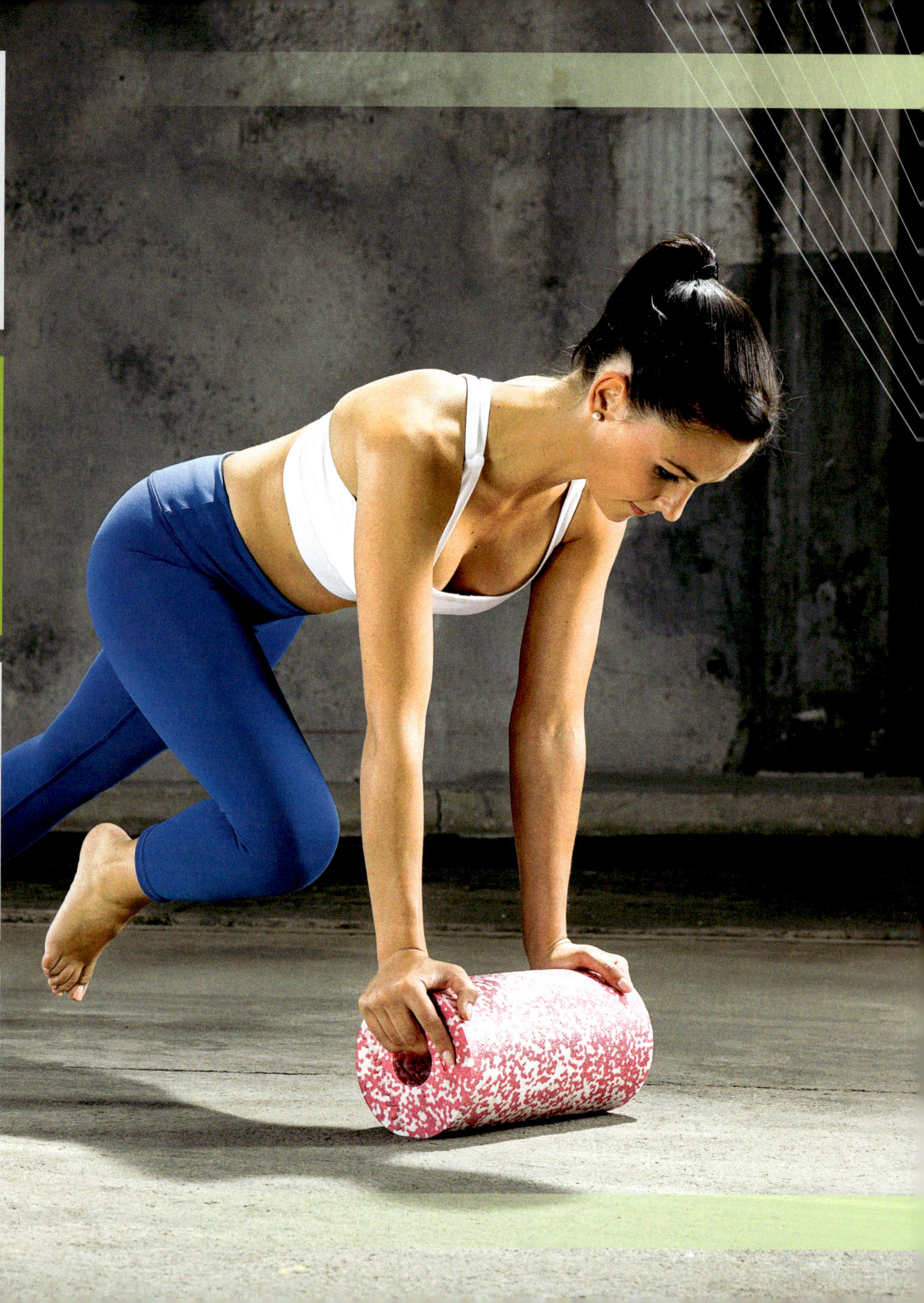

STABILITÄT

EINFÜHRUNG

Stabilität, der dritte und letzte Bestandteil unseres Leistungsfundaments, beschreibt die Fähigkeit, eine gesunde, also funktionelle Körperhaltung in unterschiedlichen Situationen »aufrecht« zu erhalten. Die Erfahrungen der vergangenen zehn Jahre haben gezeigt, dass viele Hobby- wie auch Profisportler nicht in der Lage sind, ihre Körperhaltung bei komplexen Bewegungen wie beispielsweise Drehungen zu kontrollieren. Vor allem bei Abbrems- und Beschleunigungsbewegungen treten deutliche Achsabweichungen der Extremitäten auf. Diese Ausweich- beziehungsweise Kompensationsbewegungen verursachen oftmals zusätzliche Scherkräfte oder größere Reibung im Bindegewebe und in der Muskulatur. Je häufiger diese Kompensationsbewegungen auftreten, desto größer ist die Gefahr, dass Symptome oder Überlastungsschäden entstehen können.

Um die Stabilität nachhaltig zu trainieren, werden einige Übungen kontinuierlich in ihrem Schwierigkeitsgrad gesteigert: Beim Unterarmstütz wird zuerst eine statische Bewegung trainiert, welche die statische Stabilität fördert. Sobald der Trainierende in der Lage ist, die geforderte Position in je drei Sätzen à 30 Sekunden statisch zu halten, wird zum nächsten Level übergegangen. Dort wird nicht nur statisch das Körpergewicht gehalten, sondern der Körper muss zusätzlich stabilisiert werden, während ein Arm oder Bein dynamisch nach oben und unten bewegt wird. Die letzte Stufe der Steigerung ist die dynamische Stabilität. Hier werden alle vier Extremitäten getrennt voneinander oder in Kombination bewegt. Während der gesamten Bewegung muss der Übende in der Lage sein, die Körperposition zu kontrollieren beziehungsweise ständig zu korrigieren.
Beim Seitstütz sind zwar alle Level statisch, aber der Schwierigkeitsgrad der Bewegung erhöht sich.
Die beiden Übungen Bergsteiger und Hürdenschritt liegen nur in einer dynamischen Variante vor. Die Rumpfmuskulatur stabilisiert den Körper, während ein Bein bewegt wird.
Bei allen dynamischen Übungsvarianten werden 7 Wiederholungen pro Seite ausgeführt.

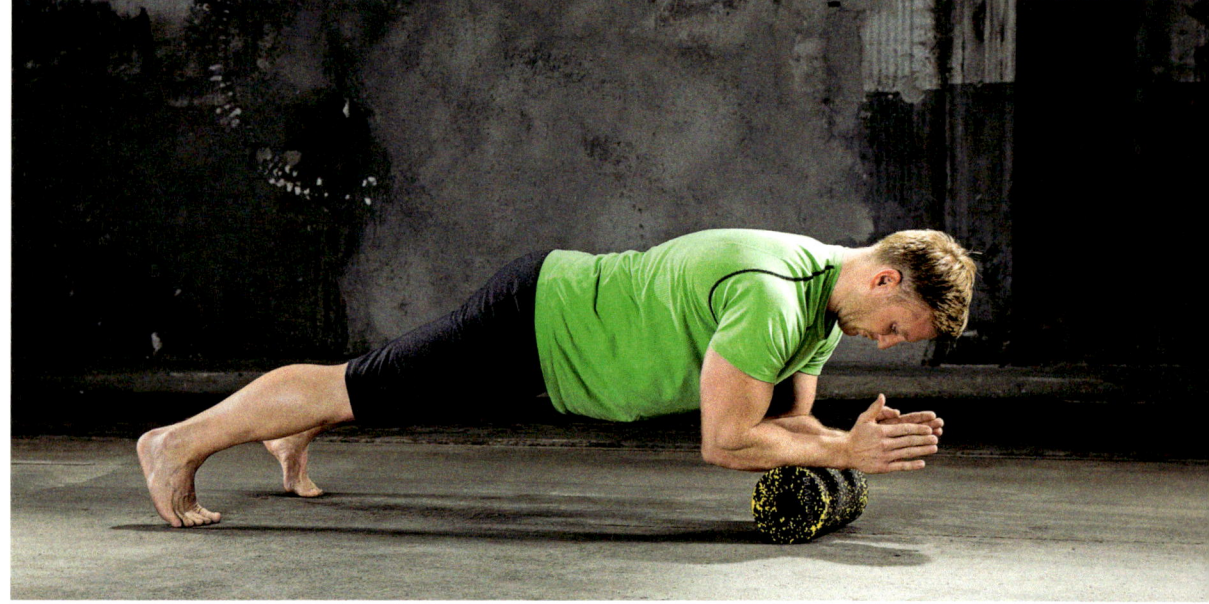

UNTERARMSTÜTZ LEVEL 1
PLANK LEVEL 1

ZIEL
• STATISCHE STABILITÄT VON RUMPF UND OBERKÖRPER

Ausgangs- und Endposition
· in den Unterarmstütz gehen
· Unterarme auf der BLACKROLL® ablegen
· die Ellenbogen sind im 90-Grad-Winkel gebeugt
· die Daumen zeigen nach oben
· Oberkörper und Beine bilden eine Linie
· die Lendenwirbelsäule behält ihre natürliche Krümmung bei

Ausführung
· diese Position dreimal 30 Sekunden lang halten

Darauf achten, dass
· das Becken immer stabil bleibt.

BASICS

FUNCTIONAL TRAINING

SELF-MYOFASCIAL TECHNIQUES

WORKOUTS

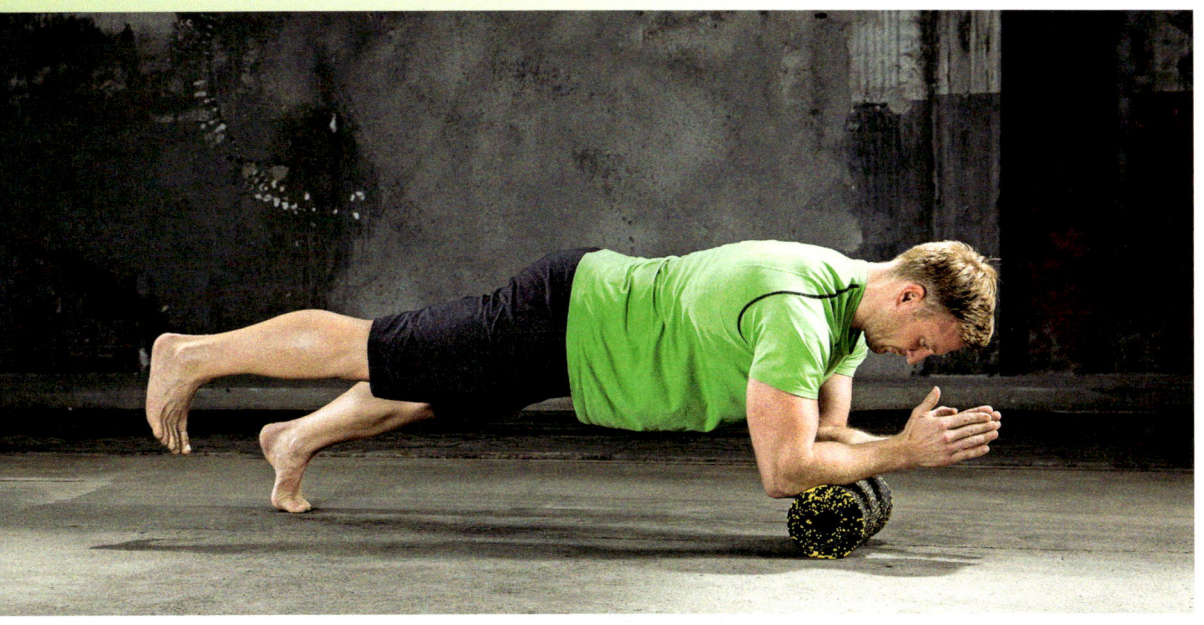

UNTERARMSTÜTZ LEVEL 2
PLANK LEVEL 2

ZIEL
• DYNAMISCHE STABILITÄT VON RUMPF UND OBERKÖRPER

 Ausgangsposition
· in den Unterarmstütz gehen
· Unterarme auf der BLACKROLL® ablegen
· die Ellenbogen sind im 90-Grad-Winkel gebeugt

· Daumen zeigen nach oben
· Oberkörper und Beine bilden eine Linie
· die Lendenwirbelsäule behält ihre natürliche Krümmung bei

 Ausführung
· die Beine 7 Mal pro Seite abwechselnd ein paar Millimeter vom Boden abheben

TIPP

Je weniger hoch die Füße vom Boden abgehoben werden, desto schwieriger wird die Übung.

 Darauf achten, dass
· das Becken immer stabil bleibt.

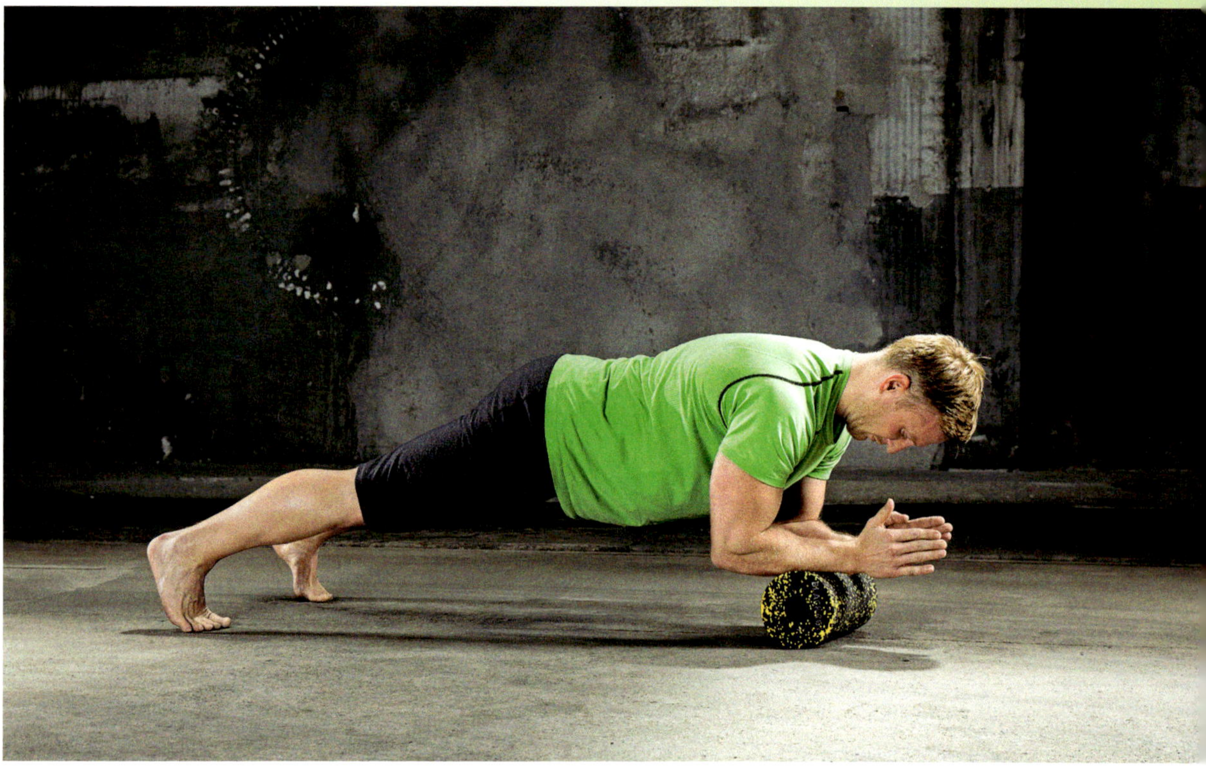

BASICS

FUNCTIONAL TRAINING

SELF-MYOFASCIAL TECHNIQUES

WORKOUTS

UNTERARMSTÜTZ LEVEL 3
PLANK LEVEL 3

ZIEL
- DYNAMISCHE STABILITÄT VON RUMPF UND OBERKÖRPER

Ausgangsposition
- in den Unterarmstütz gehen
- mit einem Unterarm mittig auf der BLACKROLL® abstützen
- die Ellenbogen sind im 90-Grad-Winkel gebeugt
- Daumen zeigen nach oben
- ein Arm wird nach vorne ausgestreckt
- gestreckter Arm, Oberkörper und Beine bilden eine Linie
- die Lendenwirbelsäule behält ihre natürliche Krümmung bei

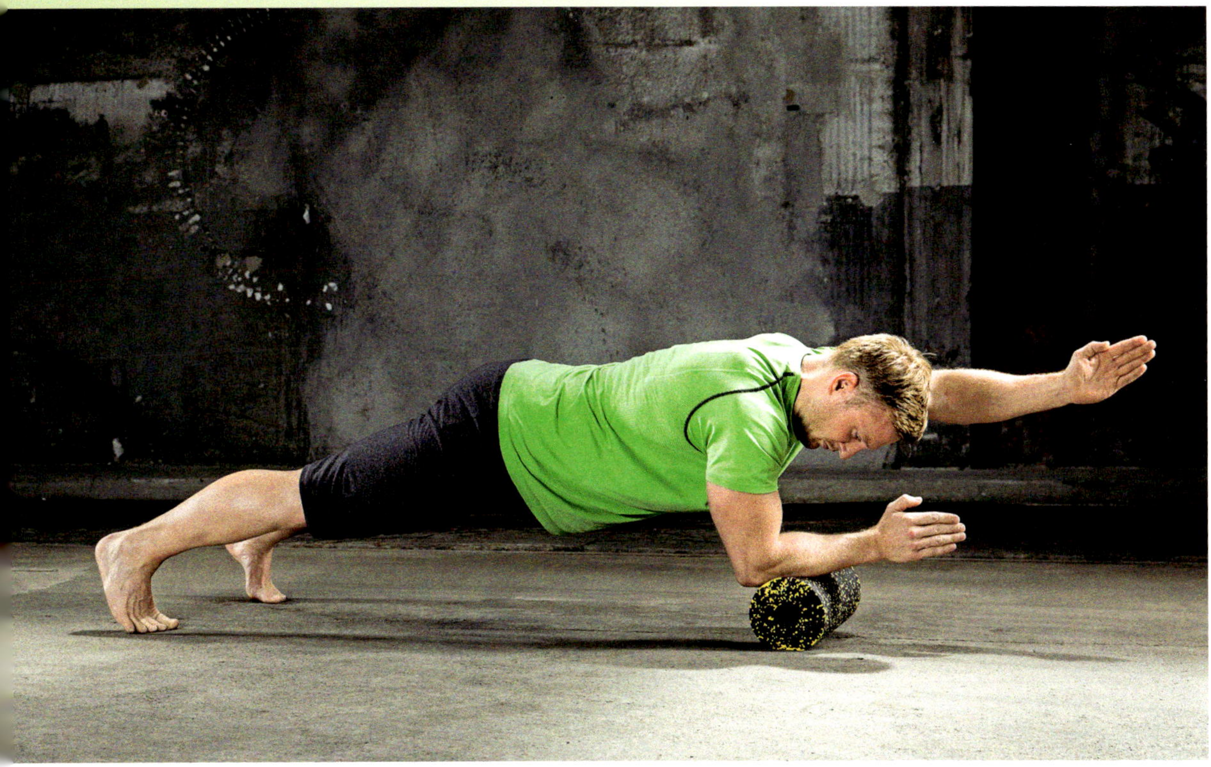

TIPP *Je langsamer die Übung ausgeführt wird, desto schwieriger ist sie.*

Ausführung

· die Arme 7 Mal pro Seite abwechselnd nach vorne ausstrecken und jeweils zwei bis drei Sekunden oben halten

· der ausgestreckte Arm bildet mit dem Rücken eine Linie

Darauf achten, dass

· das Becken immer stabil bleibt.

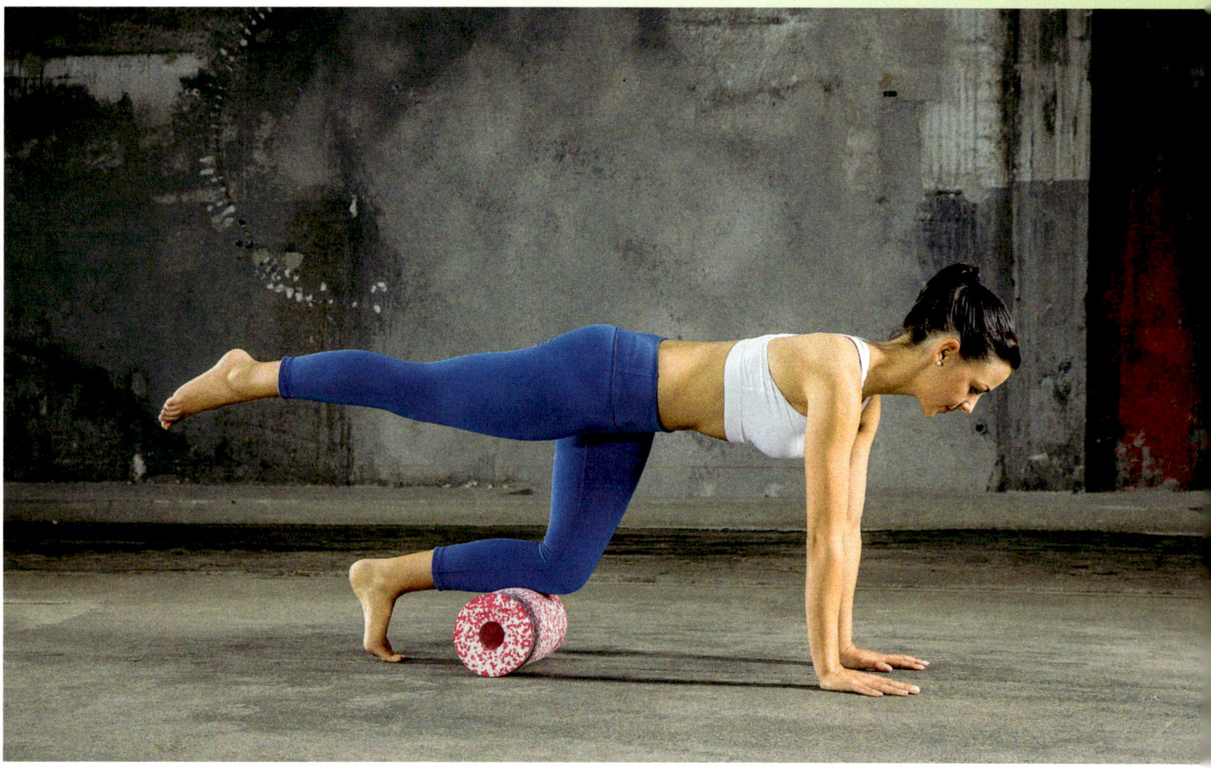

BASICS

FUNCTIONAL TRAINING

SELF-MYOFASCIAL TECHNIQUES

WORKOUTS

EINSEITIGER UNTERARMSTÜTZ
ONE-SIDE PLANK

ZIELE
- RUMPFSTABILITÄT
- BALANCE

Ausgangsposition
- mit beiden Beinen auf der BLACKROLL® knien
- mit den Händen in Verlängerung der Schultern auf dem Boden aufstützen
- das rechte Bein nach hinten ausstrecken, so dass es eine Linie mit dem Oberkörper bildet

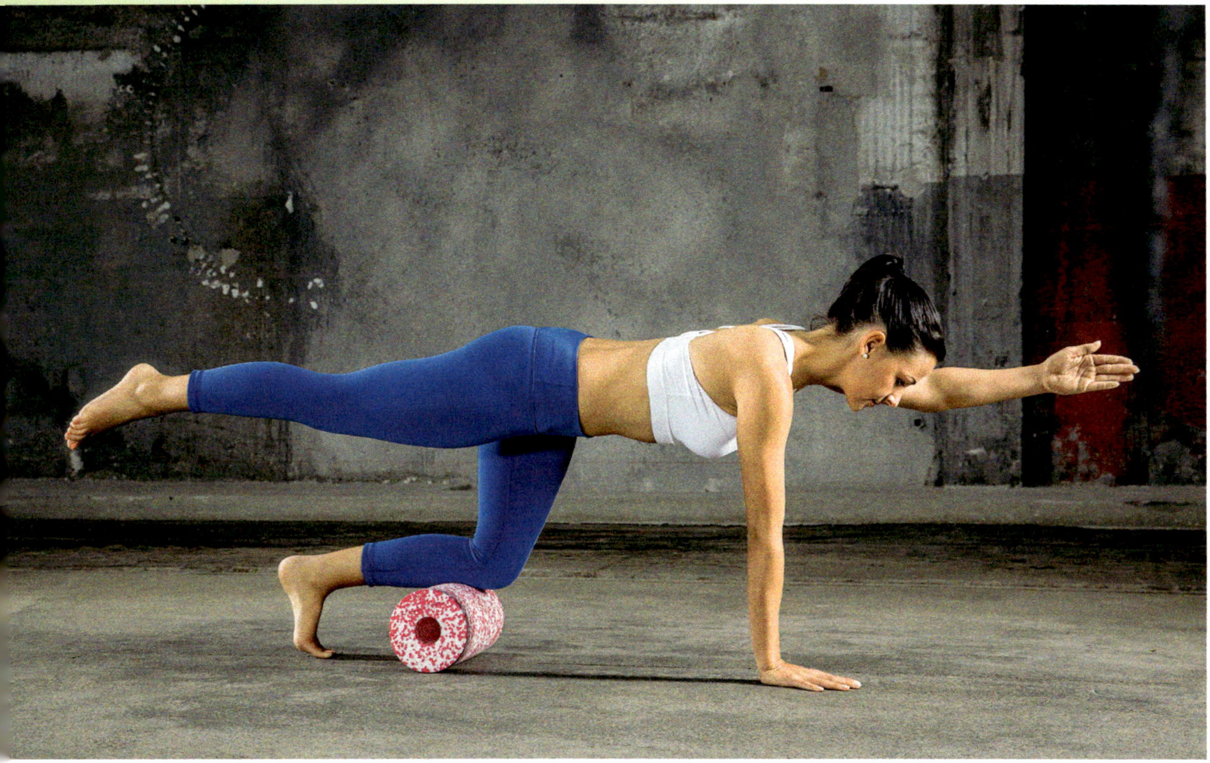

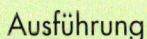

Ausführung

· langsam den linken Arm nach vorne strecken
· das rechte Bein wieder anziehen, dann das linke Bein nach hinten ausstrecken,
  so dass es eine Linie mit dem Oberkörper bildet
· langsam den rechten Arm nach vorne strecken
· den Bewegungsablauf 7 Mal pro Seite wiederholen

Darauf achten, dass

· sich der gestreckte Arm, der Oberkörper und das gestreckte Bein
  stets in einer Linie befinden.

BASICS

FUNCTIONAL TRAINING

SELF-MYOFASCIAL TECHNIQUES

WORKOUTS

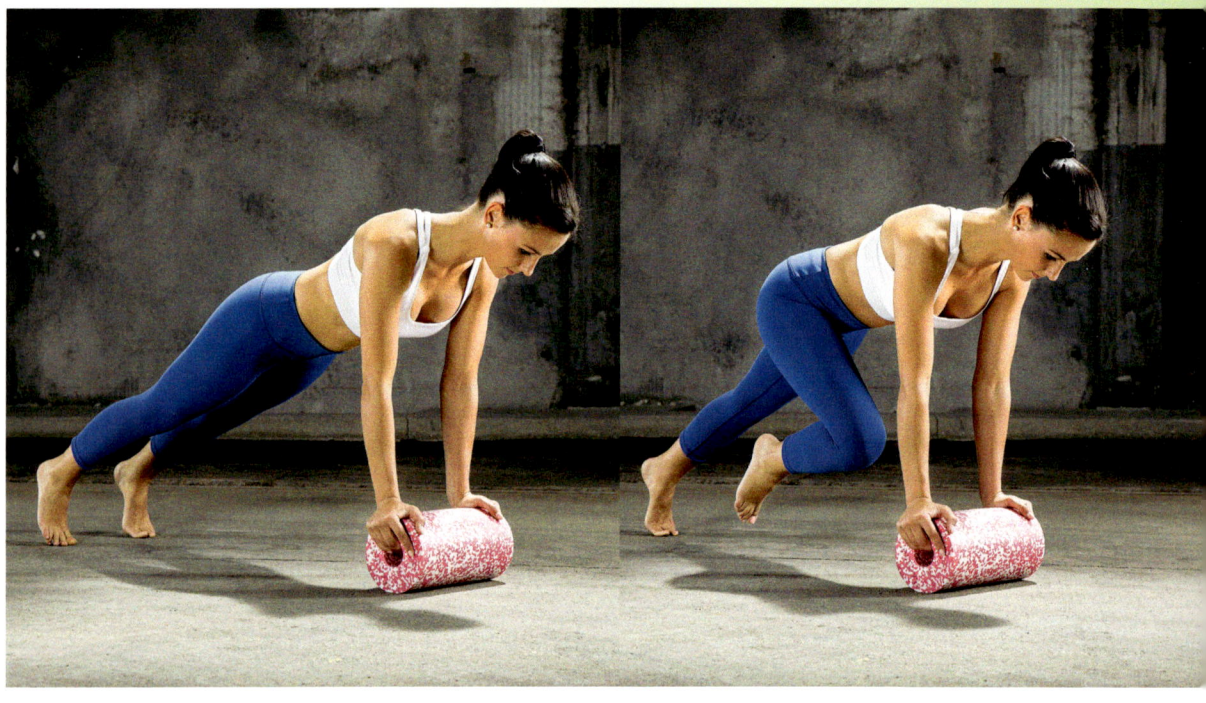

BERGSTEIGER
MOUNTAIN CLIMBER

ZIELE
- DYNAMISCHE STABILISIERUNG DES RUMPFS
- KRÄFTIGUNG DES OBERKÖRPERS

Ausgangsposition
· in die obere steile Liegestützposition gehen
· dabei die BLACKROLL®, die knapp unter dem Brustkorb liegt,
  seitlich mit beiden Händen greifen
· die Arme sind gestreckt
· die Füße sind etwa hüftbreit auseinander

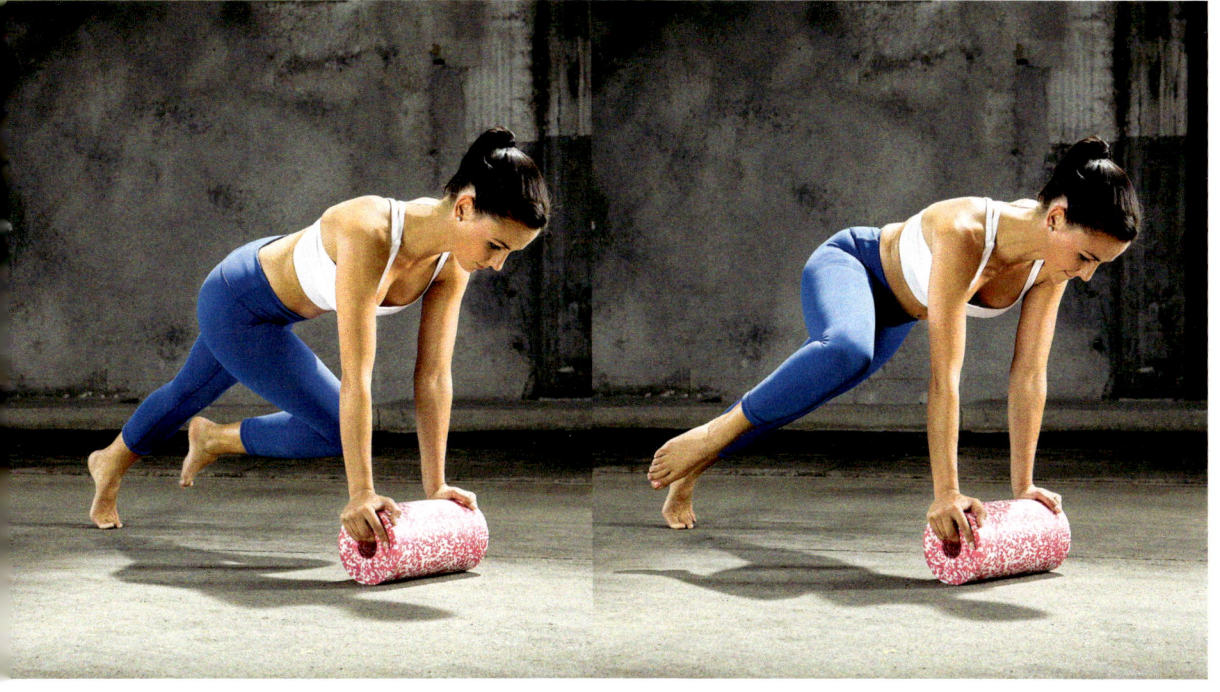

Ausführung

· das rechte Knie erst gerade nach vorne führen
· dann quer zum linken Ellenbogen
· von dort zum rechten Ellenbogen
· zurück in die Mitte und rechtes Bein wieder strecken
· dann die Seite wechseln
· den Bewegungsablauf 7 Mal pro Seite wiederholen

Darauf achten, dass

· der Rücken und das Becken immer stabil bleiben

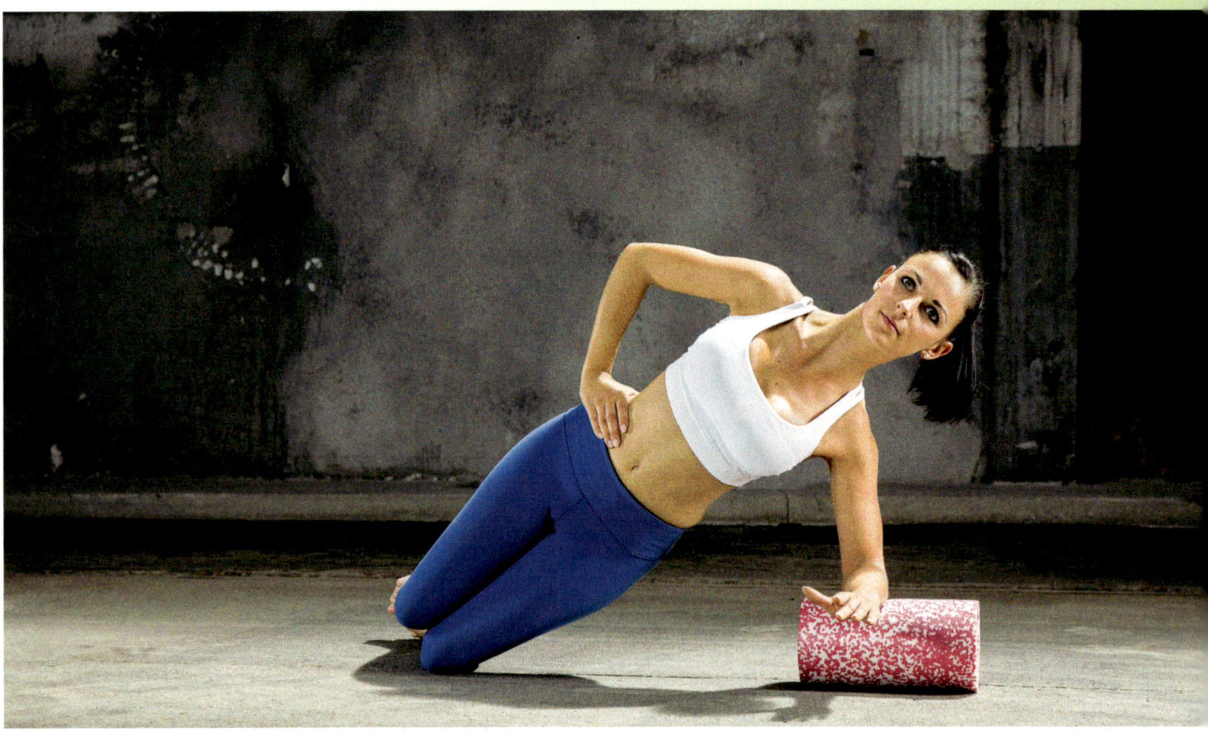

BASICS

FUNCTIONAL TRAINING

SELF-MYOFASCIAL TECHNIQUES

WORKOUTS

SEITSTÜTZ LEVEL 1
SIDEPLANK LEVEL 1

ZIEL
• STATISCHE STABILITÄT VON RUMPF UND OBERKÖRPER

Ausgangs- und Endposition
· in den Seitstütz gehen,
  dabei die Knie am Boden lassen
· mit dem Unterarm auf der BLACKROLL®
  abstützen

· der Ellenbogen ist im 90-Grad-Winkel
  gebeugt
· Oberkörper und Beine bilden eine Linie
· die Knie sind 90 Grad angewinkelt

Ausführung
· diese Position dreimal 30 Sekunden lang halten, dann die Seite wechseln

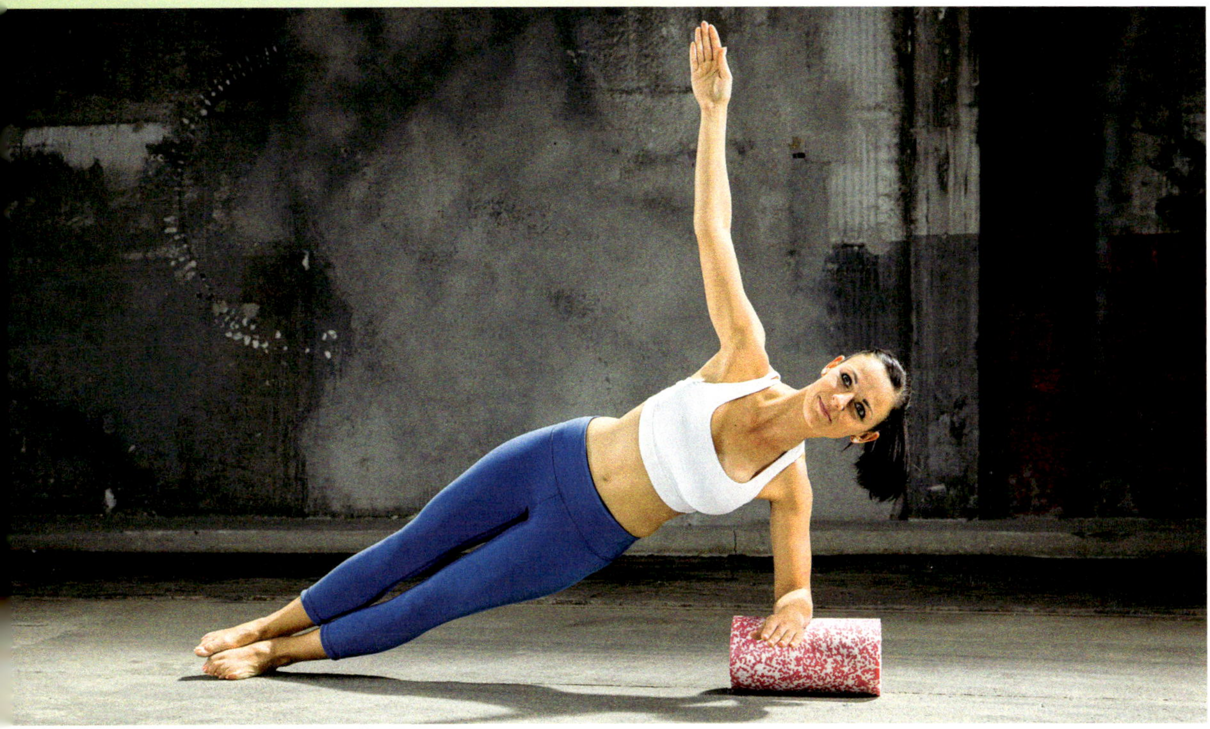

BASICS

FUNCTIONAL TRAINING

SELF-MYOFASCIAL TECHNIQUES

WORKOUTS

SEITSTÜTZ LEVEL 2
SIDEPLANK LEVEL 2

ZIEL
• STATISCHE STABILITÄT VON RUMPF UND OBERKÖRPER

Ausgangs- und Endposition

· in den Seitstütz gehen
· mit dem linken Unterarm auf der BLACKROLL® abstützen
· der linke Ellenbogen ist im 90-Grad-Winkel gebeugt

· der rechte Arm ist nach oben gestreckt
· die Füße liegen übereinander (oder als Vereinfachung hintereinander)
· Oberkörper und Beine bilden eine Linie

Ausführung

· diese Position dreimal 30 Sekunden lang halten, dann die Seite wechseln

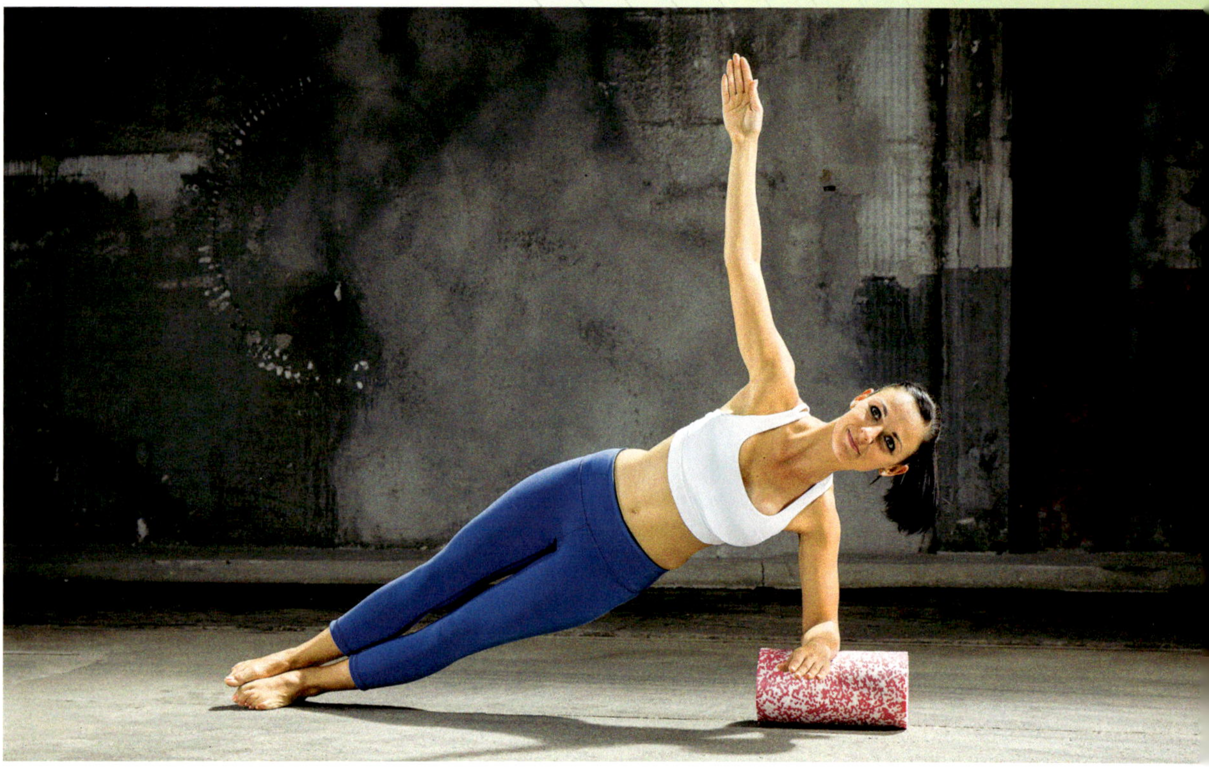

SEITSTÜTZ LEVEL 3
SIDEPLANK LEVEL 3

ZIELE
- STATISCHE UND DYNAMISCHE STABILITÄT VON RUMPF UND OBERKÖRPER
- KRÄFTIGUNG DES HÜFTSPREIZERS

Ausgangs- und Endposition
- in den Seitstütz gehen
- mit dem linken Unterarm auf der BLACKROLL® abstützen
- der linke Ellenbogen ist im 90-Grad-Winkel gebeugt
- der rechte Arm ist nach oben gestreckt
- die Füße liegen übereinander (oder als Vereinfachung hintereinander)
- Oberkörper und Beine bilden eine Linie

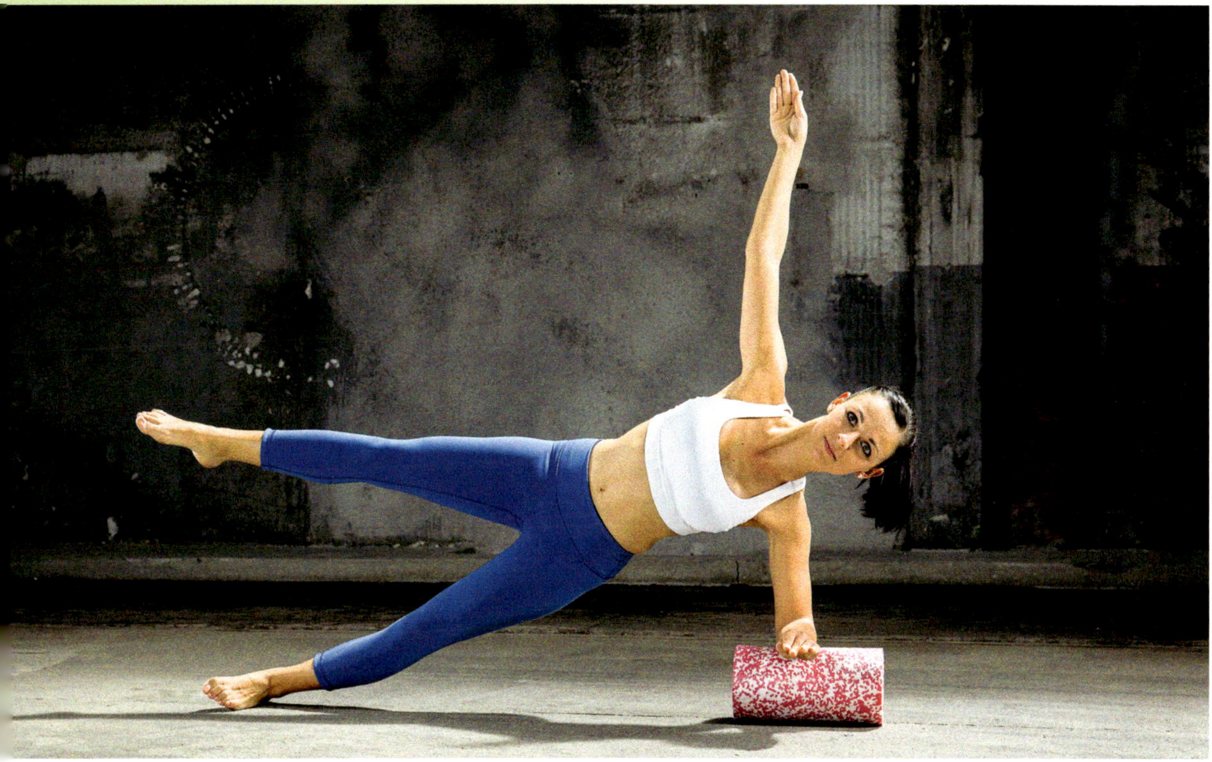

BASICS

FUNCTIONAL TRAINING

SELF-MYOFASCIAL TECHNIQUES

WORKOUTS

Ausführung
· langsam das rechte Bein anheben
· diese Position mindestens fünf Sekunden lang halten, dann die Seite wechseln

Darauf achten, dass
· mit dem Ausatmen das Bein abgespreizt und mit dem Einatmen in die Ausgangsposition zurückgekehrt wird.

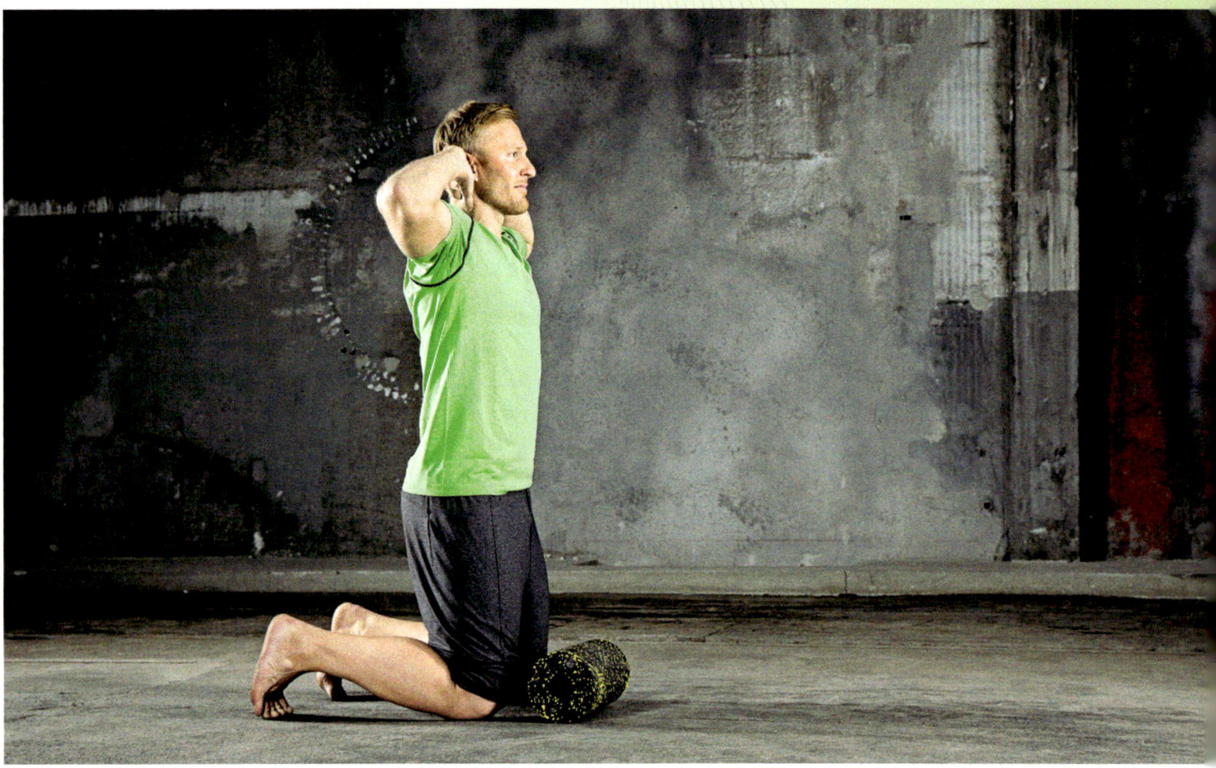

HÜRDENSCHRITT
HURDLE STEP

ZIELE
- STABILITÄT DES RUMPFS
- BALANCE
- KOORDINATION DER HÜFTBEUGER

Ausgangsposition
· auf den Boden knien
· die BLACKROLL® vorm Körper quer auf den Boden legen
· Arme im Nacken verschränken

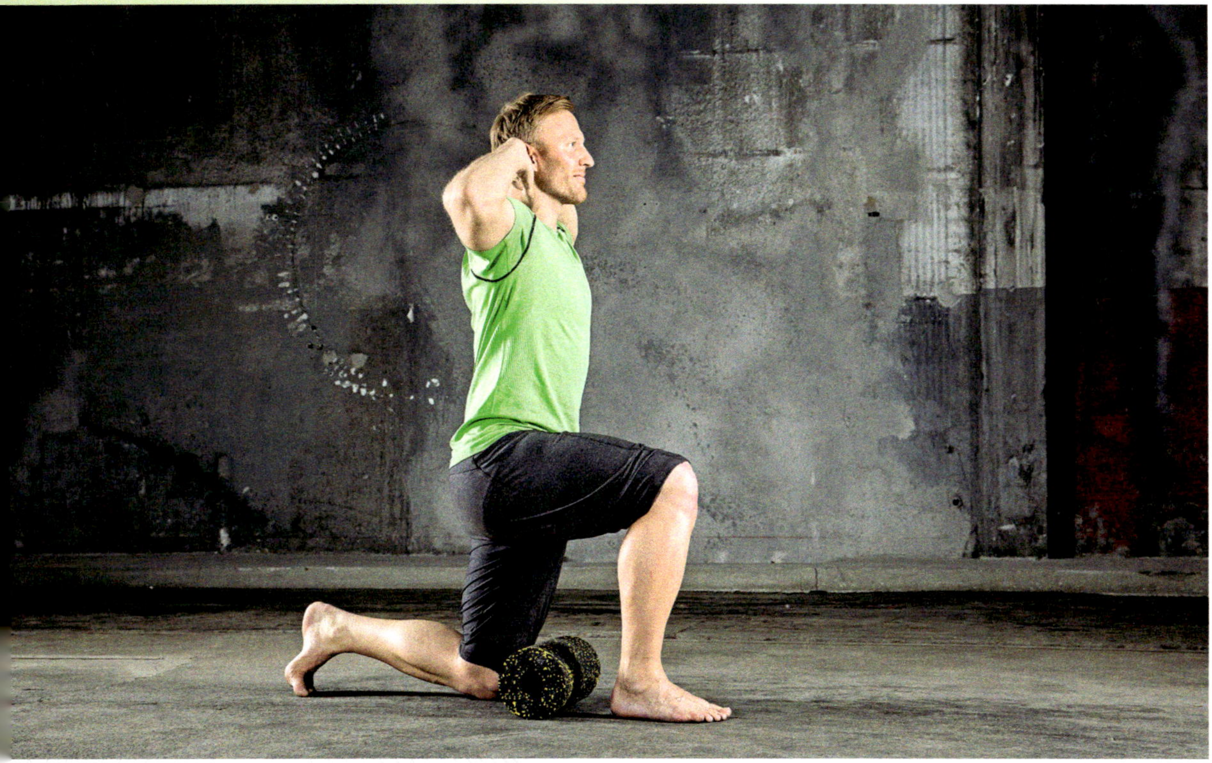

Ausführung
· langsam das rechte Knie vom Boden anheben
· das ganze Bein ohne Ausweichbewegung zur Seite über die Rolle führen
· das Bein wieder absetzen, dann die Seite wechseln
· den Bewegungsablauf 7 Mal wiederholen

Darauf achten, dass
· der Oberkörper während der Übung die ganze Zeit aufgerichtet ist.
· der rechte Unterschenkel immer senkrecht bleibt, also nicht rotiert wird.
· das Sprunggelenk immer gebeugt ist.

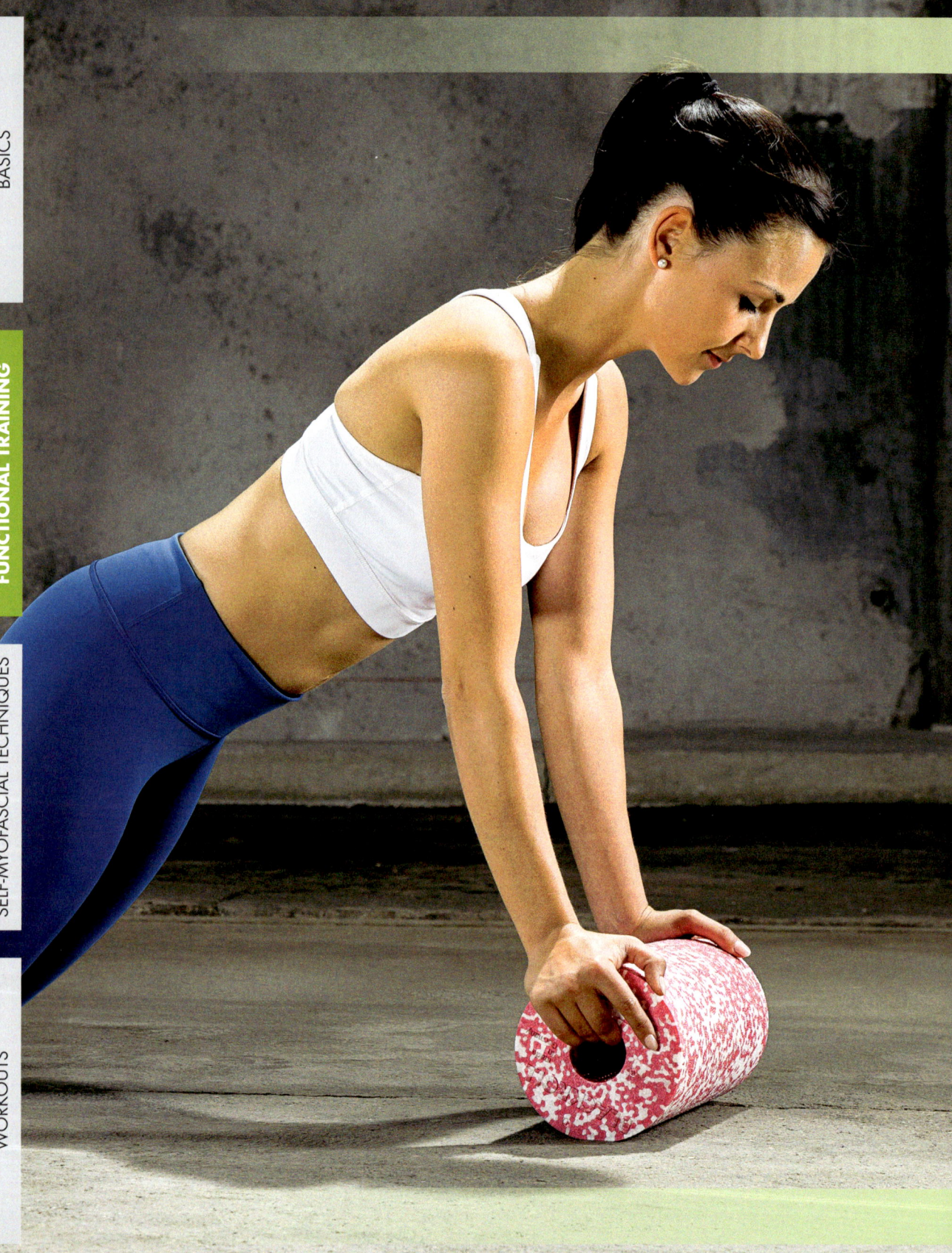

BASICS

FUNCTIONAL TRAINING

SELF-MYOFASCIAL TECHNIQUES

WORKOUTS

KRAFT

EINFÜHRUNG

Kraftübungen sind ebenfalls wichtiger Bestandteil des funktionellen Trainings mit der BLACKROLL®. Allerdings nicht im Sinne der Verbesserung der Maximalkraft bestimmter Muskeln, sondern der funktionellen Kraft, bei der in einer Übung so viele Muskelgruppen und Faszien wie möglich angesprochen werden. Bei den Übungen wird großer Wert auf die Rumpfstabilität und den Aufbau einer kräftigen Hüftmuskulatur gelegt, da diese für die Bewegungskette extrem wichtig sind.

Eine der faszinierenden Eigenschaften der Muskulatur ist es, durch die Umwandlung von chemischer in mechanische Energie Kraft zu entfalten. Damit diese Kontraktionen zu einer gezielten und kontrollierten Bewegung werden, müssen die motorischen Programme in unserem zentralen Nervensystem (ZNS) synchronisiert und exakt geplant sein. Neben der komplexen Zusammenarbeit der verschiedenen Muskeln bedarf es auch eines feinen Zusammenspiels des gesamten Fasziennetzes.

Damit Bewegungen effizient und effektiv ablaufen können, müssen alle beteiligten Gewebearten möglichst reibungsfrei ineinander- und übereinandergleiten. An diesem Punkt kommen unsere Faszien ins Spiel.

Bei sportlichen Aktivitäten sind immer unglaublich viele Muskeln und Faszien beteiligt und diese spielen dabei völlig unterschiedliche Rollen.

Eine Gruppe an Muskeln und Faszien ermöglicht die Bewegung und das Abbremsen der Extremitäten, während die andere während des gesamten Verlaufs die Körperhaltung stabilisiert.

DAS FUNKTIONELLE TRAINING MIT DER BLACKROLL® VERBESSERT BEIDE GRUPPEN IN FOLGENDER REIHENFOLGE:

1. AUFBAU EINES SOLIDEN FUNDAMENTS AUS BALANCE, SYMMETRISCHER BEWEGLICHKEIT (MOBILITÄT), KÖRPERHALTUNG UND STABILITÄT
2. OPTIMIERUNG DER NEUROMUSKULÄREN ANSTEUERUNG, D. H. EINER VERBESSERUNG DES ZUSAMMENSPIELS DER MUSKULATUR, DIES FÜHRT ZU KRAFTZUNAHME
3. ERHÖHUNG DER BEWEGUNGSGESCHWINDIGKEIT

BASICS

FUNCTIONAL TRAINING

SELF-MYOFASCIAL TECHNIQUES

WORKOUTS

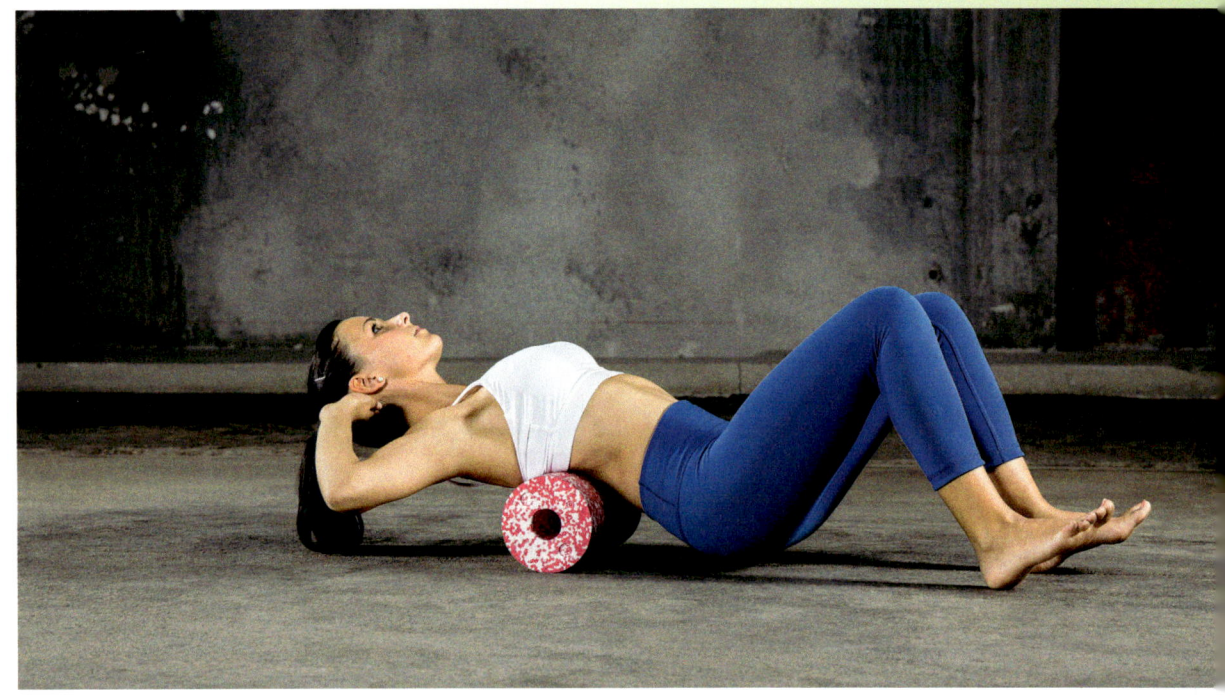

GERADER CRUNCH
CRUNCH

Die BLACKROLL®-Crunches trainieren die Bauchmuskeln. Im Gegensatz zu herkömmlichen Crunches bzw. Sit-ups kontrahiert die Bauchmuskulatur durch die Position der BLACKROLL® aus einer Vordehnung. So reichen schon wenige Übungen aus, um zielgerichtet die unterschiedlichen Muskelgruppen zu trainieren.

TIPP

Je weiter unten im Bereich der Lendenwirbelsäule die Rolle platziert wird, desto intensiver wird der Crunch.

ZIEL
• KRÄFTIGUNG DER GERADEN BAUCHMUSKULATUR

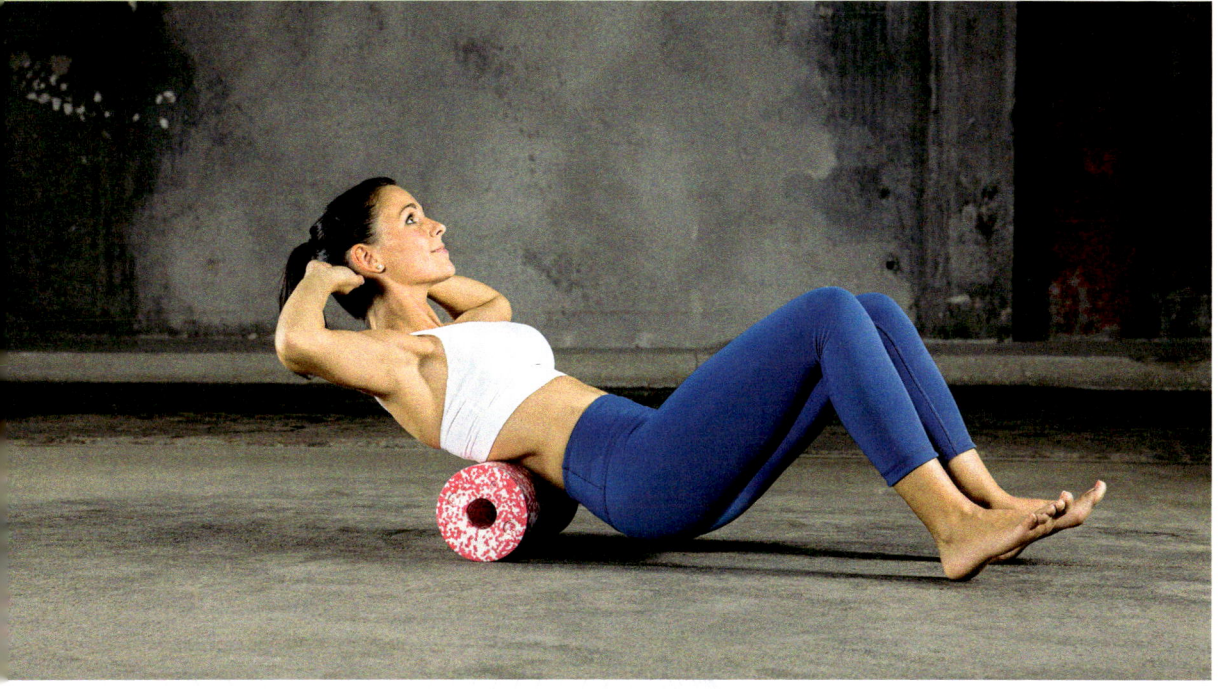

Ausgangsposition

· auf den Boden setzen
· Oberkörper ablegen, dabei die BLACKROLL® in Höhe der Lendenwirbelsäule (schwierig) oder der Brustwirbelsäule positionieren
· Füße aufstellen, so dass diese im Kniegelenk einen 90-Grad-Winkel bilden
· Po anheben
· Arme hinter dem Kopf verschränken

Ausführung

· Rumpf so weit wie möglich nach hinten absenken; die BLACKROLL® begrenzt den Bewegungsumfang
· Oberkörper langsam aufrichten, ohne dabei den Kontakt zur BLACKROLL® zu verlieren

Darauf achten, dass

· sich die Position von Po und Beinen während der Übung nicht verändert.

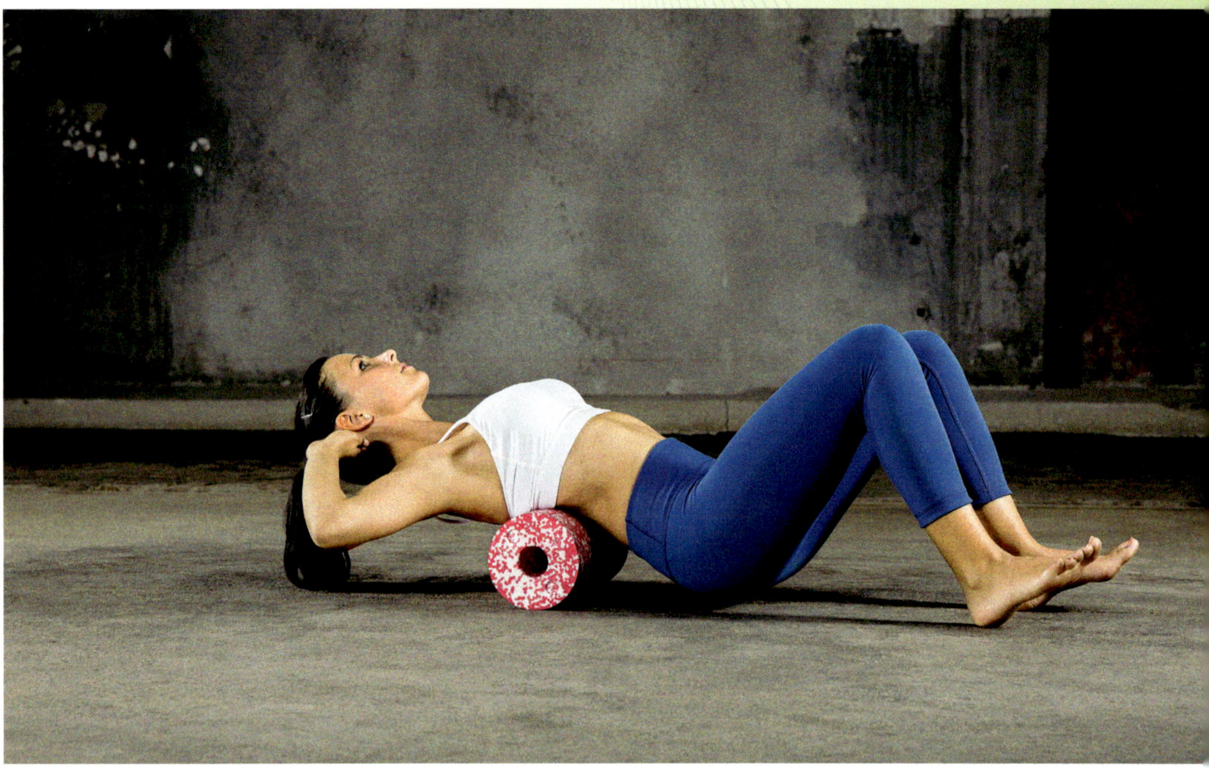

DIAGONALER CRUNCH
DIAGONAL CRUNCH

ZIEL
- KRÄFTIGUNG DER SCHRÄGEN BAUCHMUSKULATUR

Ausgangsposition
· auf den Boden setzen
· Oberkörper ablegen, dabei die BLACKROLL® in Höhe der Lendenwirbelsäule (schwierig) oder der Brustwirbelsäule positionieren
· Füße aufstellen, so dass diese im Kniegelenk einen 90-Grad-Winkel bilden
· Po anheben
· Arme hinter dem Kopf verschränken

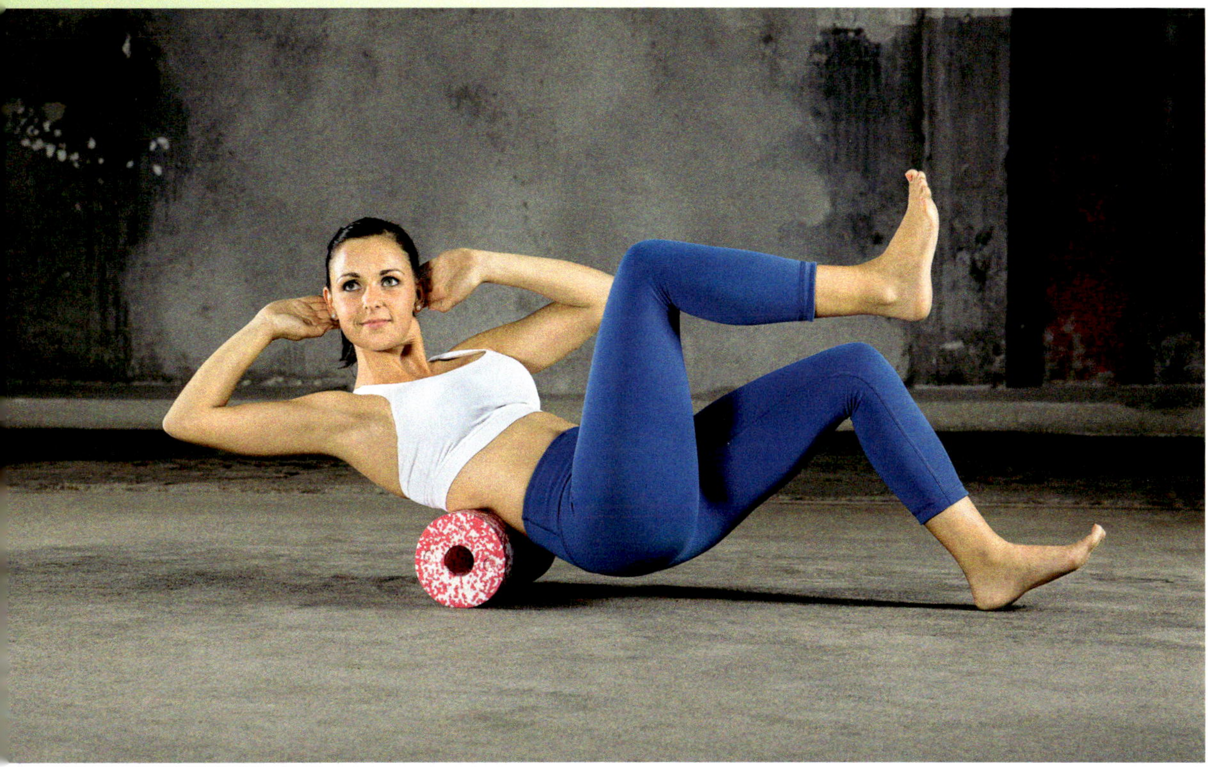

TIPP

Je weiter unten im Bereich der Lendenwirbelsäule die Rolle platziert wird, desto intensiver wird der Crunch.

Ausführung

· rechtes Bein in der Hüfte,
  im Knie und im Sprunggelenk jeweils
  im 90-Grad-Winkel beugen
· linken Fuß aufstellen
· Rumpf so weit wie möglich nach hinten absenken; die BLACKROLL® begrenzt
  den Bewegungsumfang
· Oberkörper langsam aufrichten und drehen, damit der linke Ellenbogen zum
  rechten Knie geführt wird, dann die Seite wechseln

Darauf achten, dass

· sich die Position von Po und Beine während der Übung nicht verändert.

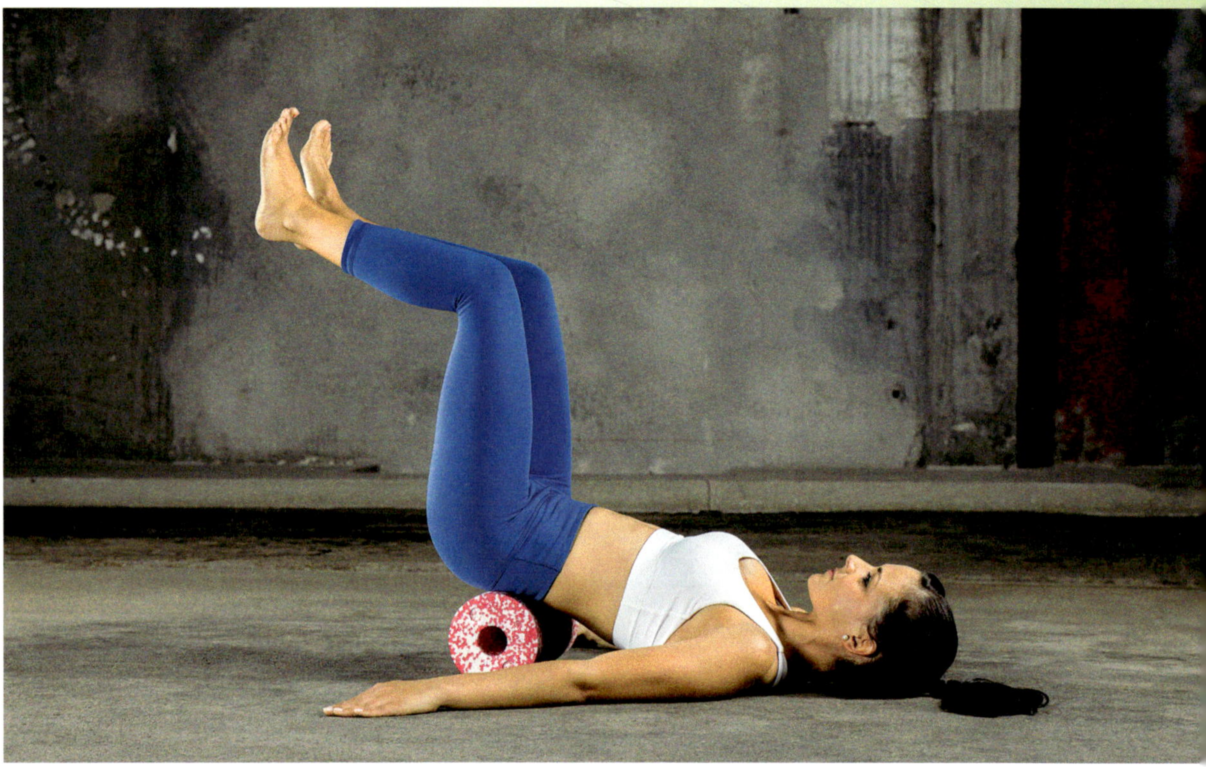

UMGEKEHRTER CRUNCH LEVEL 1
REVERSE CRUNCH LEVEL 1

ZIEL
• KRÄFTIGUNG DER GERADEN BAUCHMUSKULATUR

Ausgangsposition
· auf den Rücken legen
· die BLACKROLL® knapp oberhalb des Pos platzieren
· beide Beine anheben und in Hüfte, Knie und Sprunggelenk jeweils
  im 90-Grad-Winkel beugen
· Arme seitlich abspreizen
· Handflächen berühren den Boden

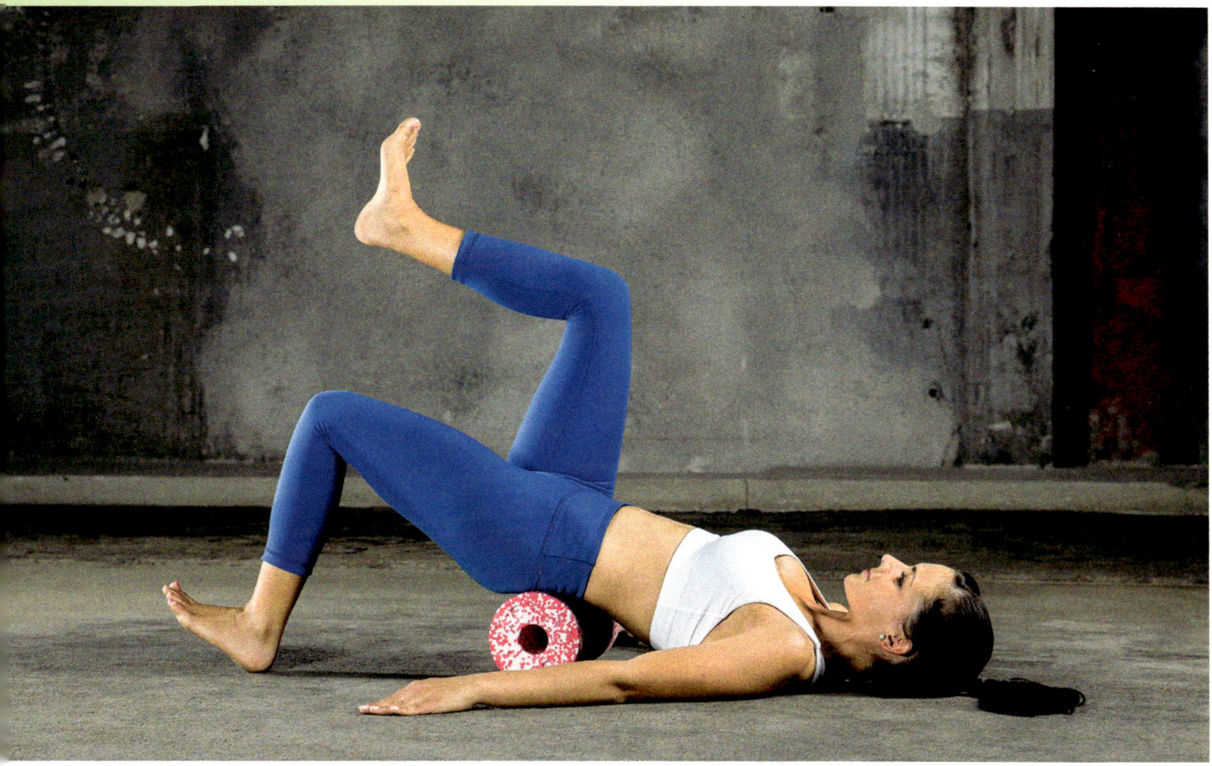

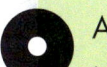

Ausführung
· linkes Bein langsam absenken, bis die Ferse leicht den Boden berührt
· Knie und Sprunggelenk bleiben gebeugt
· langsam wieder in die Ausgangsposition zurückkehren, dann die Seite wechseln

Darauf achten, dass
· sich die Position des oberen Beins während der Übung nicht verändert.

BASICS

FUNCTIONAL TRAINING

SELF-MYOFASCIAL TECHNIQUES

WORKOUTS

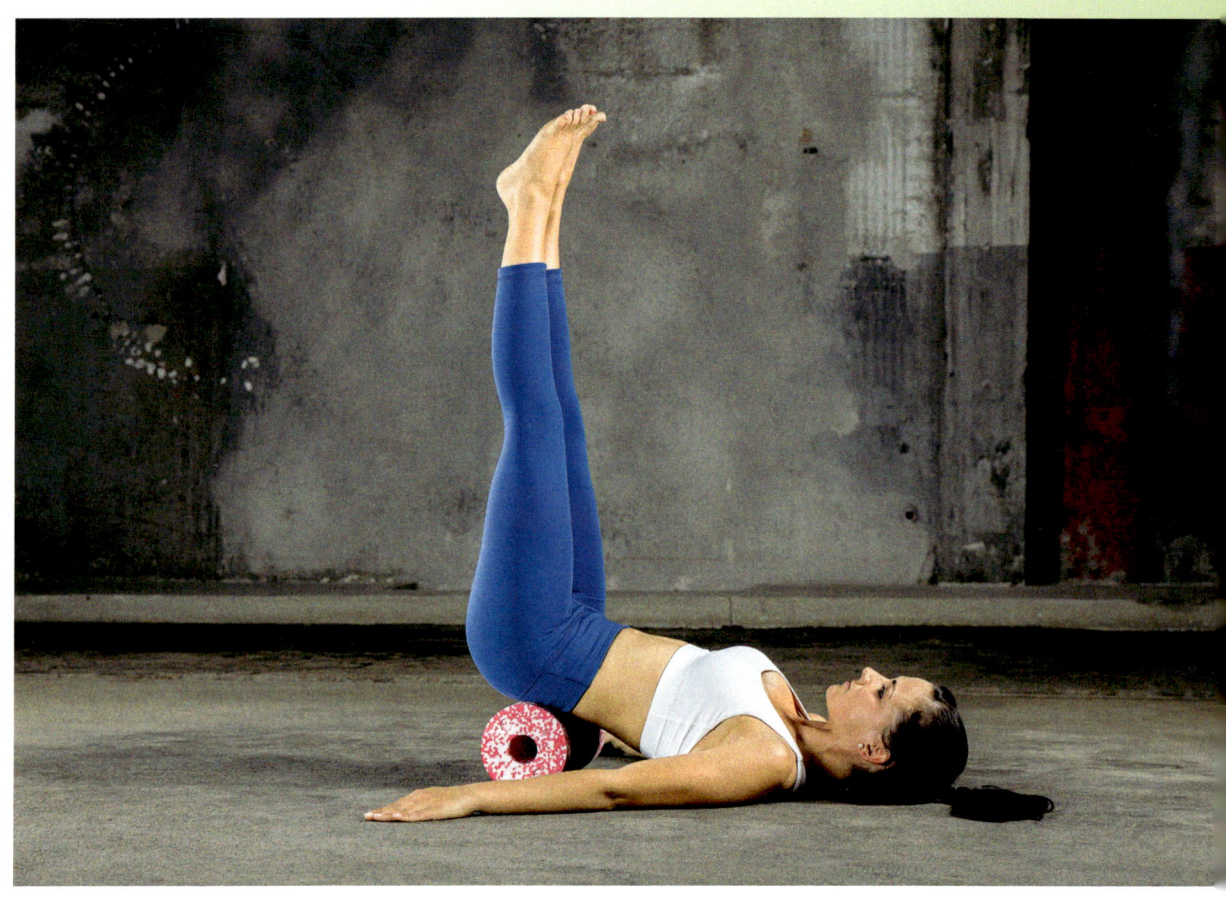

UMGEKEHRTER CRUNCH LEVEL 2
REVERSE CRUNCH LEVEL 2

ZIEL
• KRÄFTIGUNG DER GERADEN BAUCHMUSKULATUR

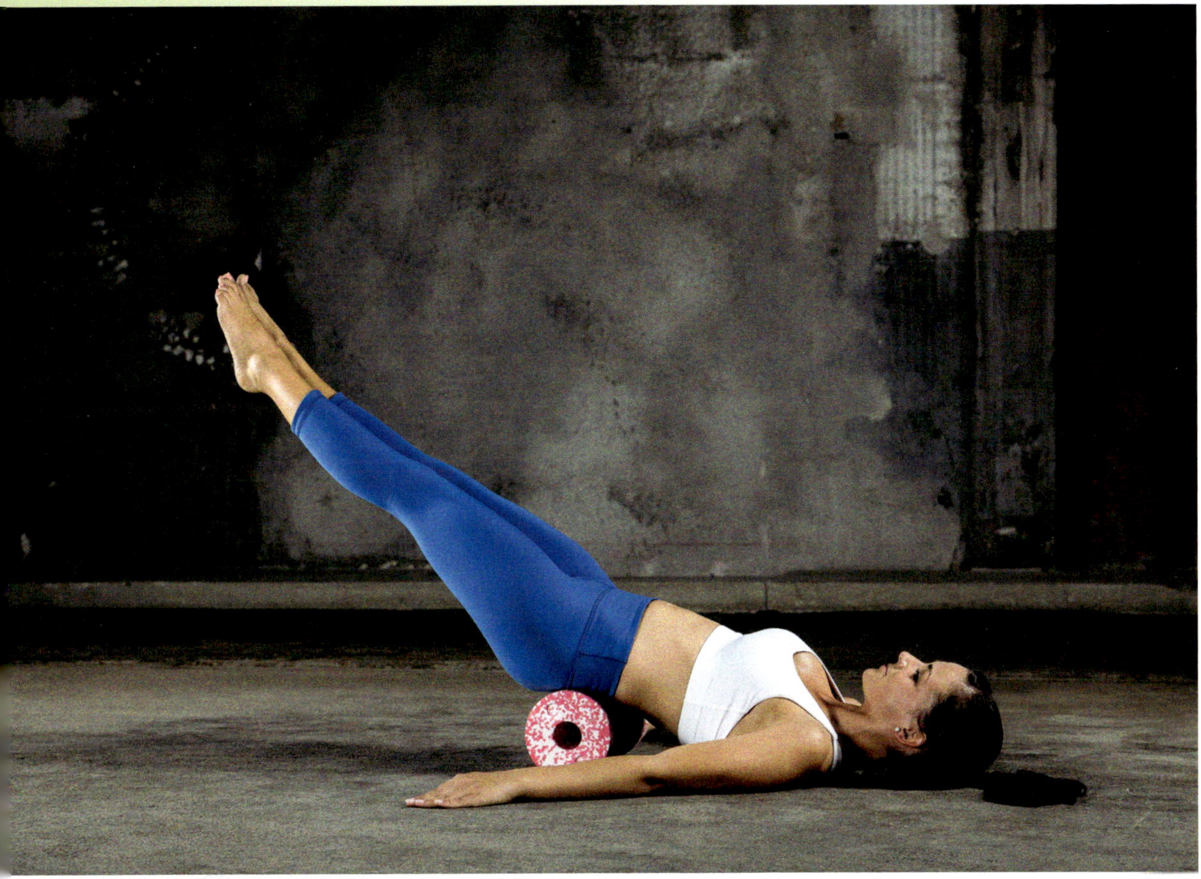

Ausgangsposition

· auf den Rücken legen
· die BLACKROLL® knapp oberhalb des Pos platzieren
· beide Beine anheben und nach oben strecken
· Arme seitlich abspreizen
· Handflächen berühren den Boden

Ausführung

· beide Beine langsam absenken
· nur so weit nach unten, wie die Balance gehalten werden kann
· Knie und Sprunggelenk bleiben gestreckt
· Beine langsam zurück in Ausgangsposition führen

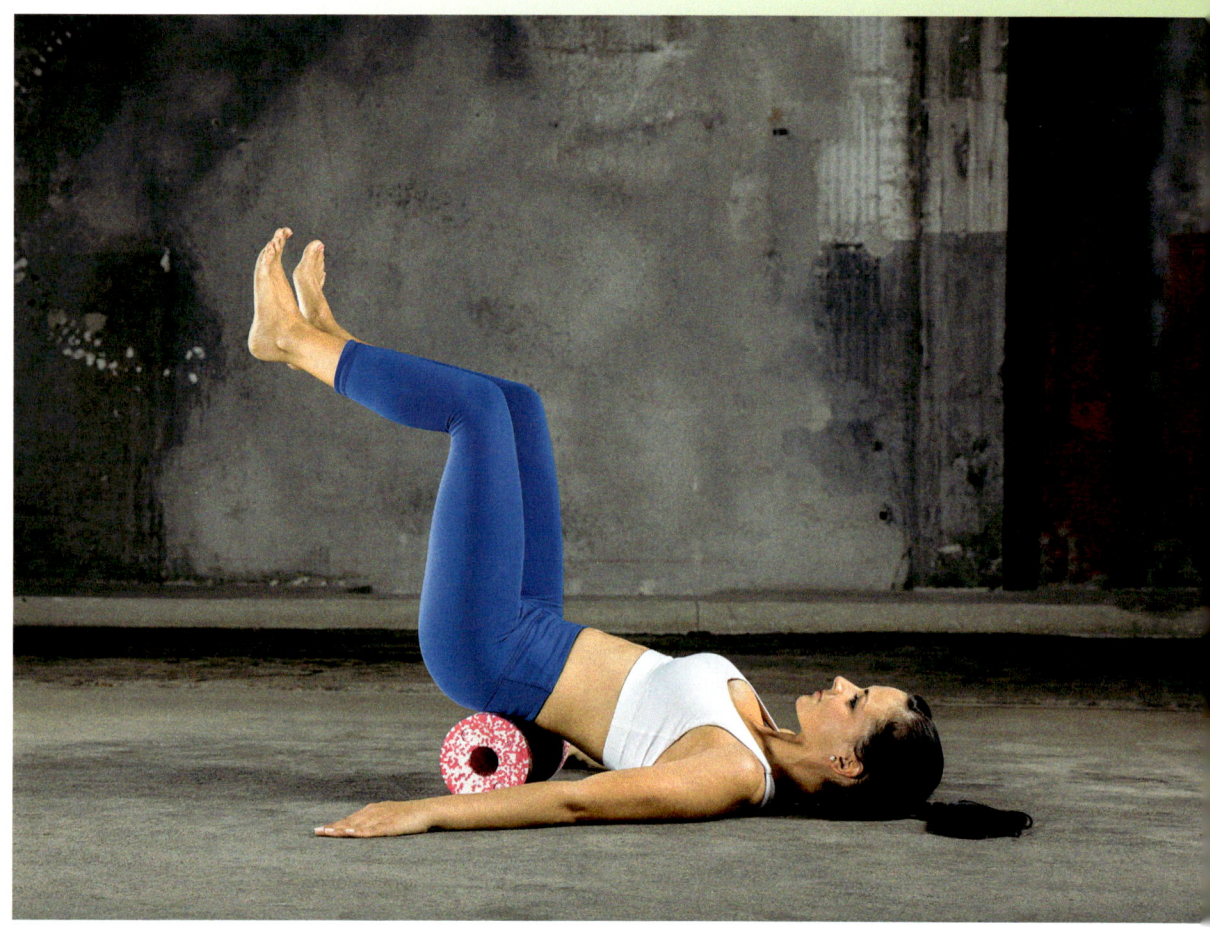

UMGEKEHRTER CRUNCH LEVEL 3
REVERSE CRUNCH LEVEL 3

ZIEL
• KRÄFTIGUNG DER GERADEN BAUCHMUSKULATUR

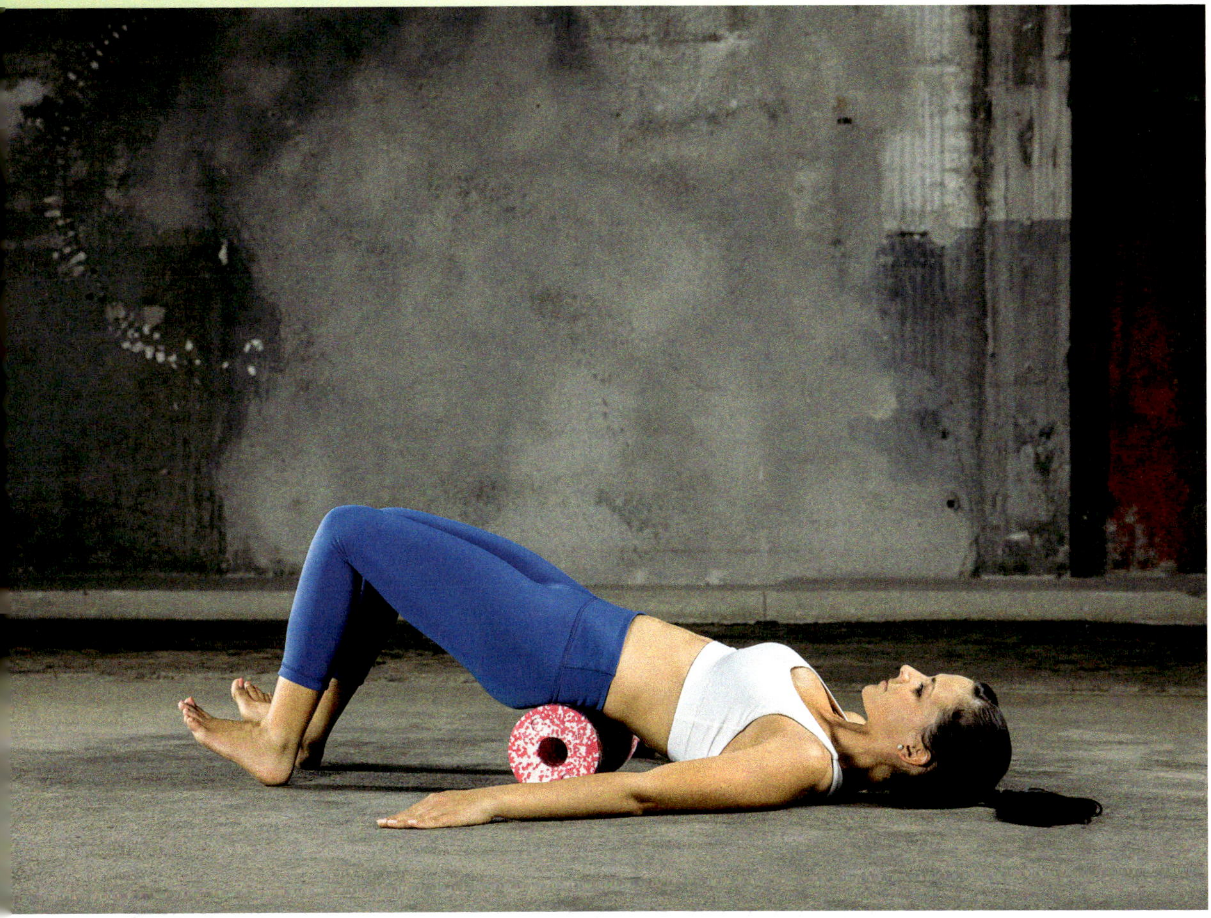

BASICS

FUNCTIONAL TRAINING

SELF-MYOFASCIAL TECHNIQUES

WORKOUT'S

Ausgangsposition

· auf den Rücken legen
· die BLACKROLL® knapp oberhalb des Pos platzieren
· beide Beine anheben und in Hüfte, Knie und Sprunggelenk jeweils
  im 90-Grad-Winkel beugen
· Arme seitlich abspreizen
· Handflächen berühren den Boden

Ausführung

· beide Beine langsam absenken, bis die Fersen leicht den Boden berühren
· Knie und Sprunggelenk bleiben gebeugt

BASICS

FUNCTIONAL TRAINING

SELF-MYOFASCIAL TECHNIQUES

WORKOUTS

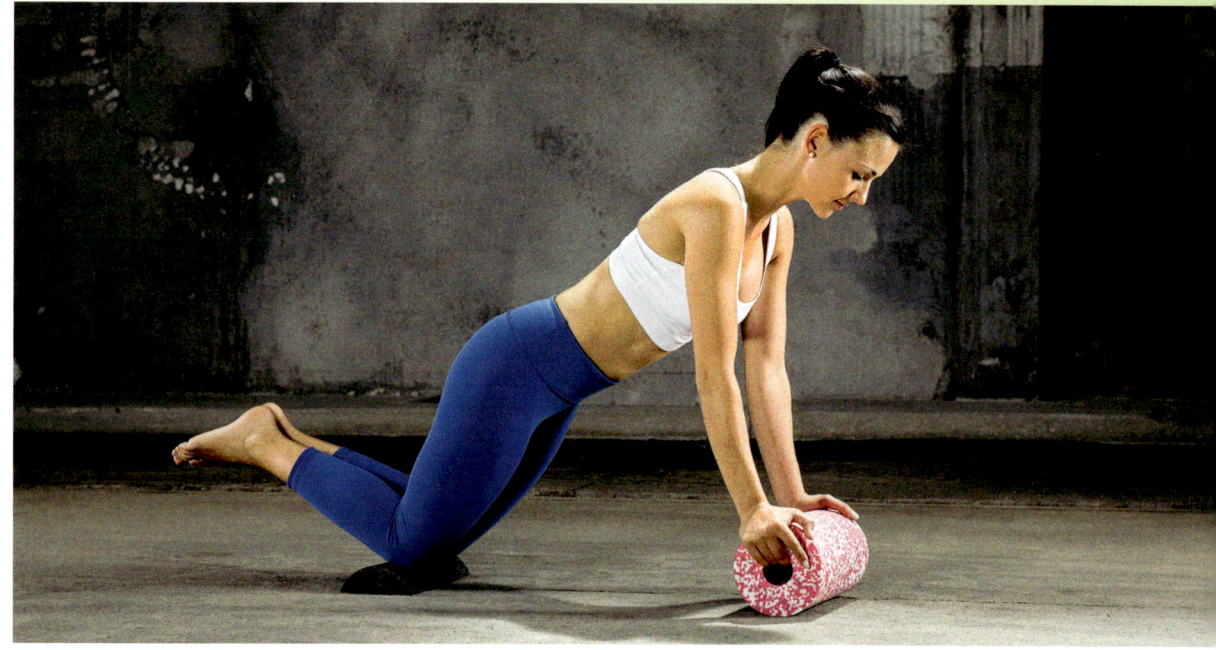

FRAUENLIEGESTÜTZ LEVEL 1
FEMALE PUSH-UP LEVEL 1

Mit dem Liegestütz und seinen Variationen können Sie den kompletten Rumpf inklusive Schultern und Armen kräftigen. Wer die BLACK-ROLL® als Hilfsmittel benutzt, muss sich noch stärker darauf konzentrieren, Gleichgewicht beziehungsweise Balance zu halten. Diese Instabilität hilft dabei, zusätzlich die kleinen Muskeln im unteren Rücken und Bauch zu trainieren.

TIPP

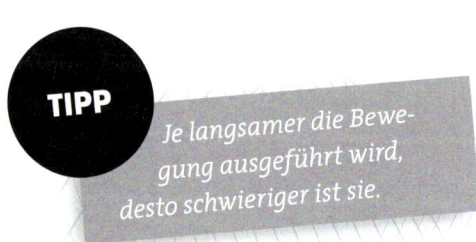

Je langsamer die Bewegung ausgeführt wird, desto schwieriger ist sie.

ZIELE
- KRÄFTIGUNG DES OBERKÖRPERS
- STABILISIERUNG DES RUMPFS

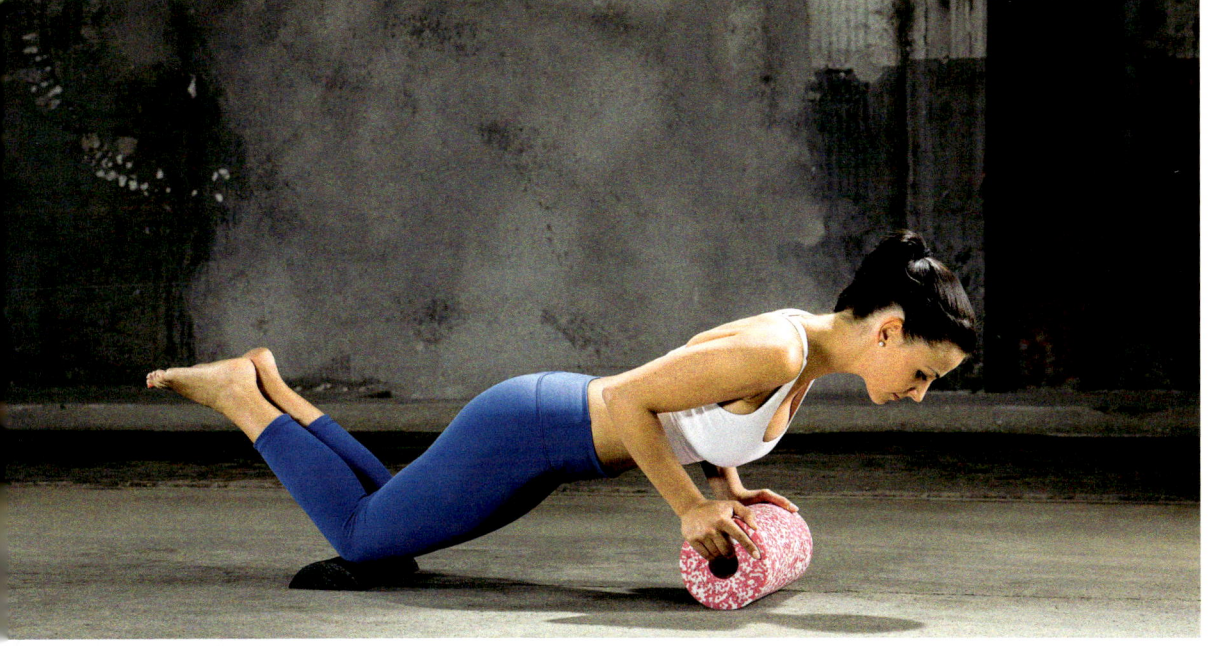

Ausgangsposition

· auf den Boden knien
· die BLACKROLL®, die auf Höhe knapp unterhalb des Brustkorbs liegt,
  mit beiden Händen an den Seiten greifen
· die Hände befinden sich ungefähr auf Höhe der Schultern
· die Füße so weit vom Boden abheben, dass die Beine im Kniegelenk
  etwa 90 Grad angewinkelt sind
· die Fußsohlen zeigen zur Decke

Ausführung

· langsam den Oberkörper absenken
· Ellenbogen nah am Körper lassen und den gesamten Körper unter Spannung halten
· langsam mit dem Oberkörper wieder in die Ausgangsposition zurückkehren

Darauf achten, dass

· während des Einatmens der Körper abgesenkt und mit dem Ausatmen
  in die Ausgangsposition zurückgekehrt wird.
· man beim Aufrichten nicht ins Hohlkreuz fällt.

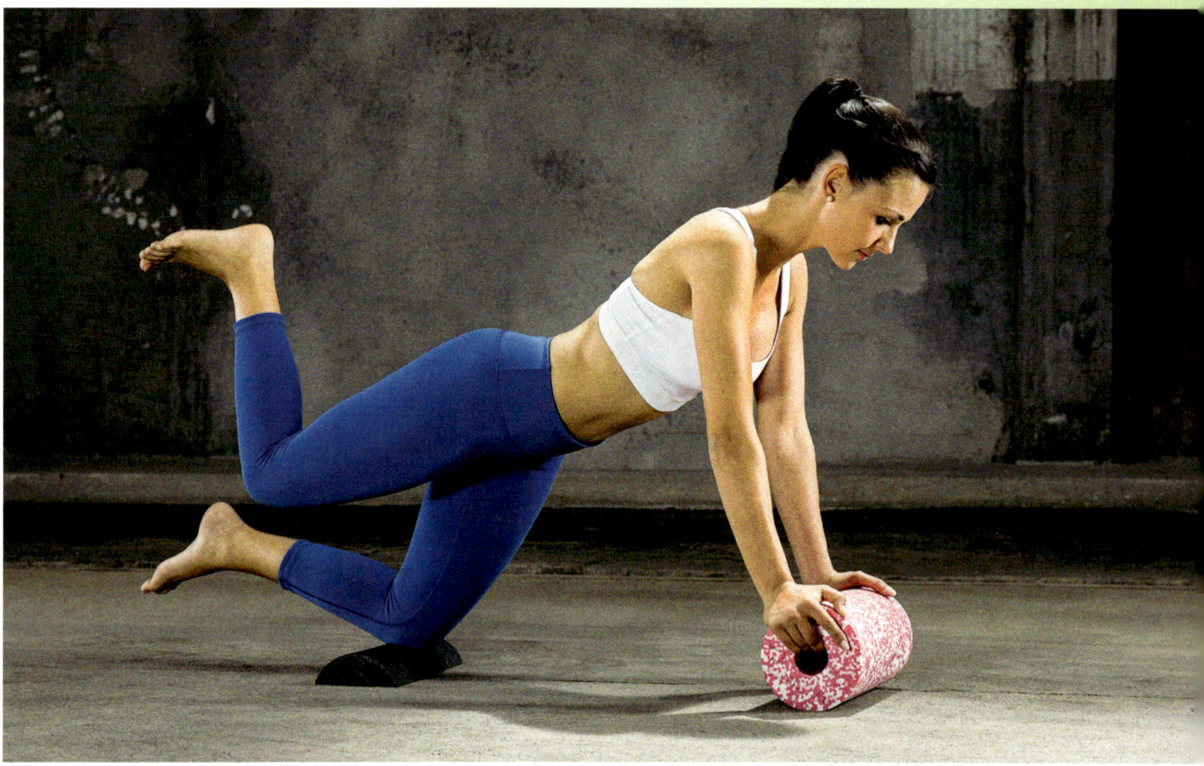

FRAUENLIEGESTÜTZ LEVEL 2
FEMALE PUSH-UP LEVEL 2

 Ausgangsposition
- auf den Boden knien
- die BLACKROLL®, die auf Höhe knapp unterhalb des Brustkorbs liegt, mit beiden Händen an den Seiten greifen
- die Hände befinden sich ungefähr auf Höhe der Schultern
- die Füße so weit vom Boden abheben, dass die Beine im Kniegelenk etwa 90 Grad angewinkelt sind
- die Fußsohlen zeigen zur Decke.
- ein Bein so weit vom Boden abheben, dass der Oberschenkel mit dem Rumpf eine Linie bildet
- dann die Seite wechseln

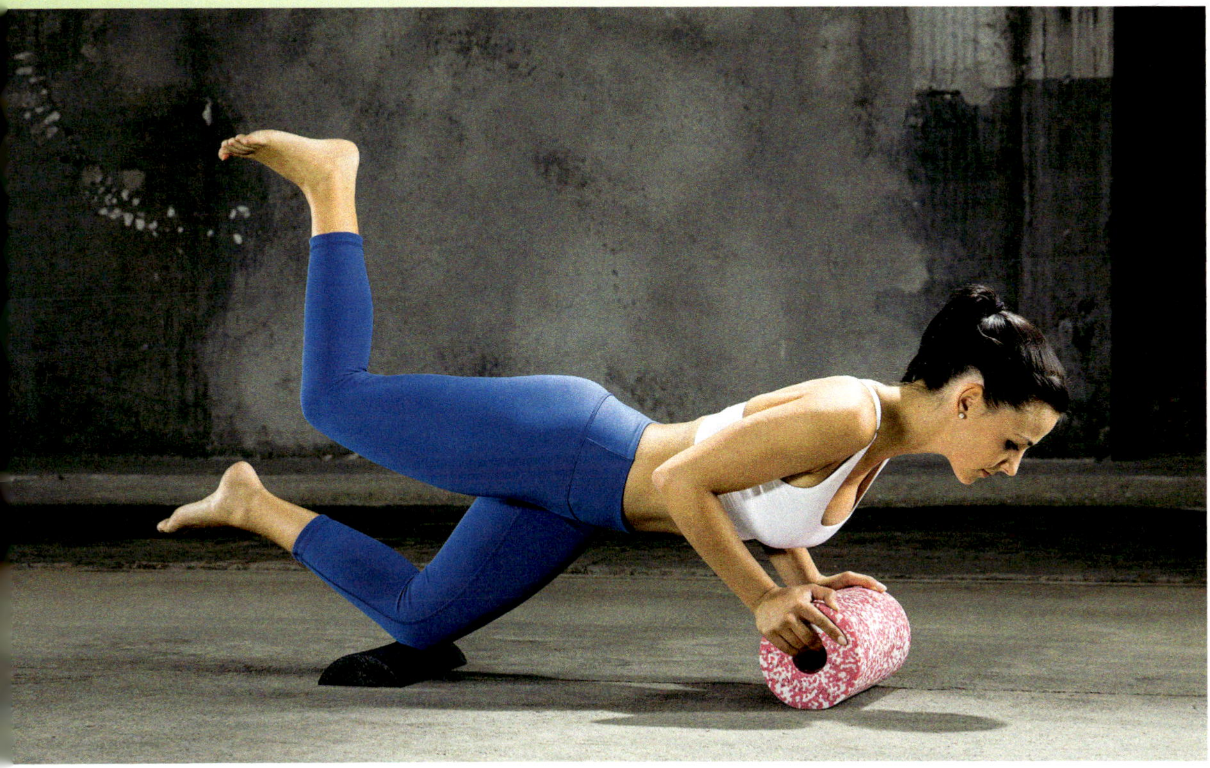

ZIELE
- KRÄFTIGUNG DES OBERKÖRPERS
- STABILISIERUNG DES RUMPFS

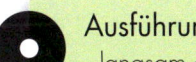

Ausführung
· langsam den Oberkörper absenken
· der Winkel im Kniegelenk verändert sich dabei nicht
· Ellenbogen nah am Körper lassen
· den gesamten Körper dabei unter Spannung halten
· langsam mit dem Oberkörper wieder in die Ausgangsposition zurückkehren

Darauf achten, dass
· während des Einatmens der Körper abgesenkt und mit dem Ausatmen
  in die Ausgangsposition zurückgekehrt wird.

BASICS

FUNCTIONAL TRAINING

SELF-MYOFASCIAL TECHNIQUES

WORKOUTS

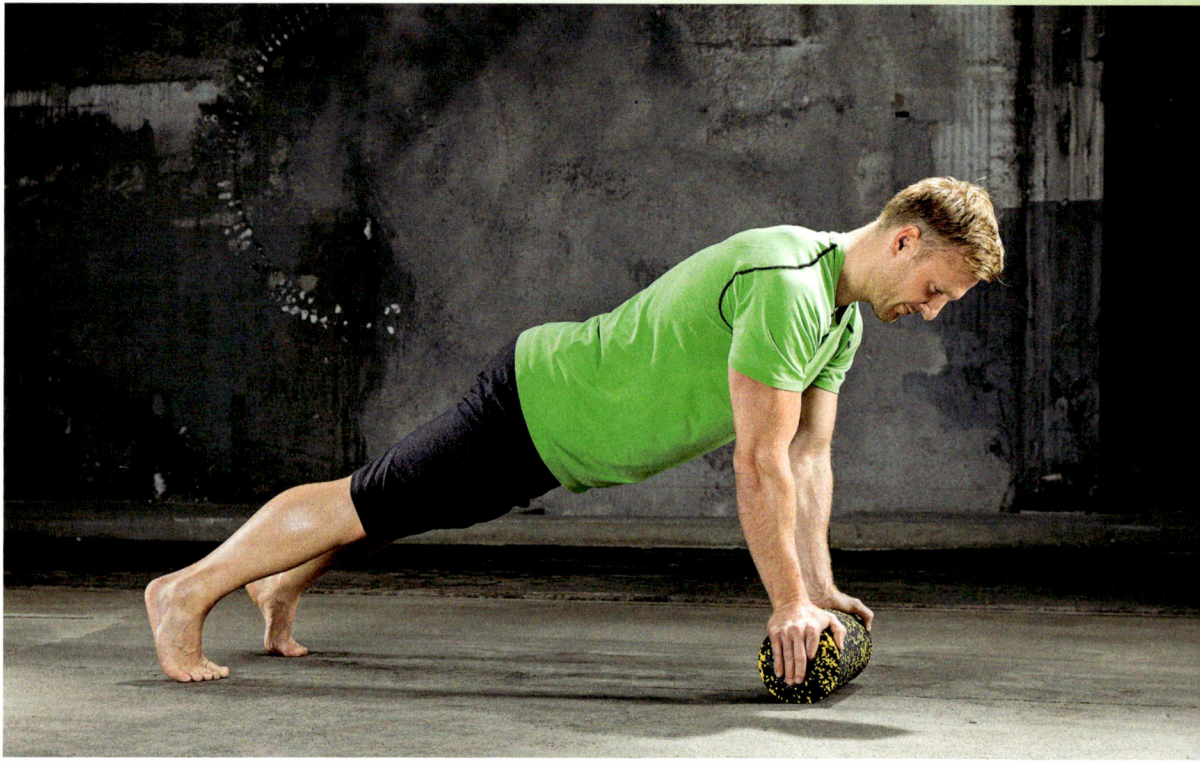

LIEGESTÜTZ LEVEL 1
PUSH-UP LEVEL 1

ZIELE
- KRÄFTIGUNG DES OBERKÖRPERS UND DER ARME
- STABILISIERUNG DES RUMPFS

Ausgangsposition
- in der Liegestützposition die BLACKROLL®, die auf Höhe knapp unterhalb des Brustkorbs liegt, mit beiden Händen an den Seiten greifen
- die Füße sind etwa hüftbreit auseinander

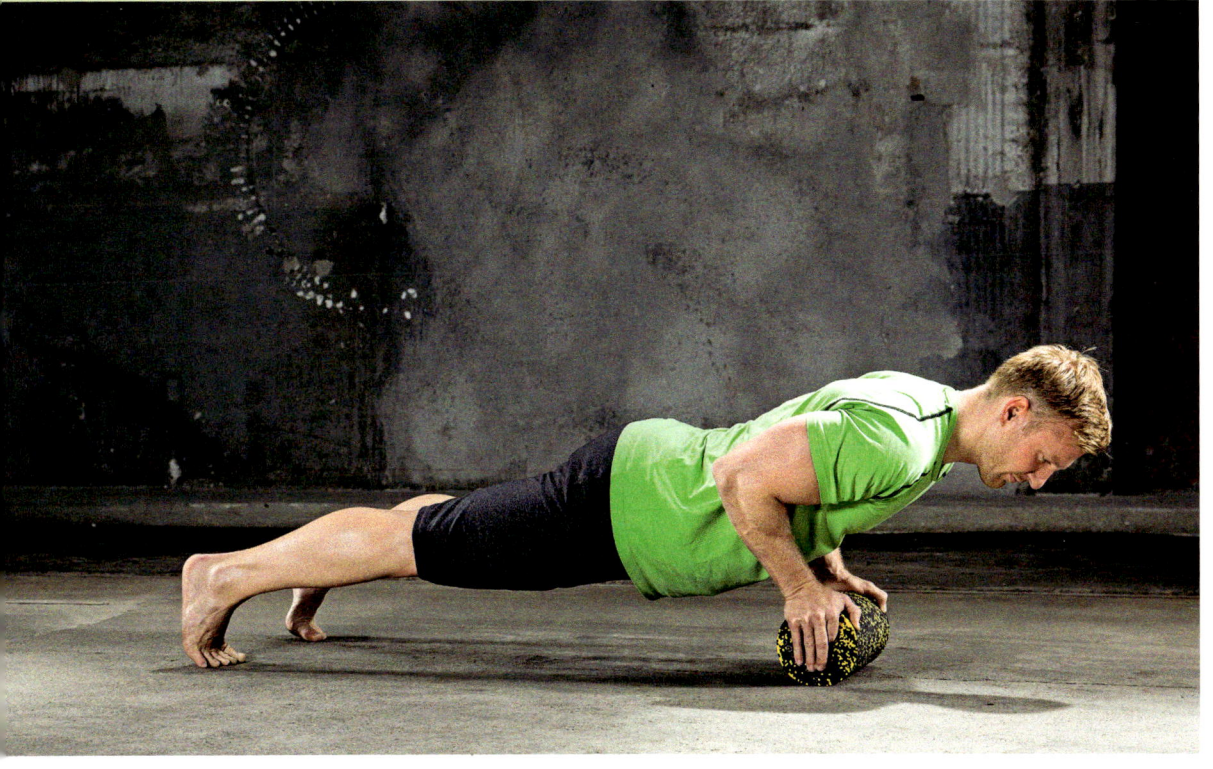

TIPP

Je langsamer die Bewegung ausgeführt wird, desto schwieriger ist sie.

Ausführung

· langsam den Oberkörper absenken

· Ellenbogen nah am Körper lassen

· den gesamten Körper dabei unter Spannung halten

· anschließend den Oberkörper wieder nach oben in die Ausgangsposition bringen

Darauf achten, dass

· während des Einatmens der Körper abgesenkt und mit dem Ausatmen in die Ausgangsposition zurückgekehrt wird.

· man beim Aufrichten nicht ins Hohlkreuz fällt.

BASICS

FUNCTIONAL TRAINING

SELF-MYOFASCIAL TECHNIQUES

WORKOUTS

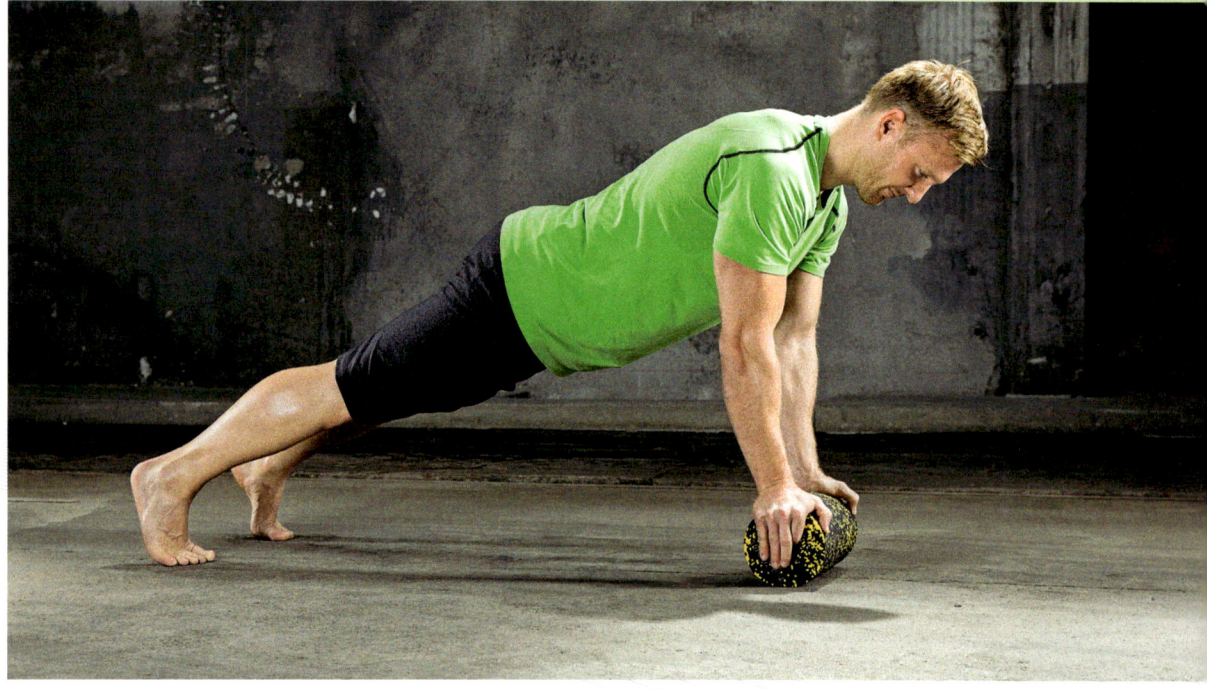

LIEGESTÜTZ LEVEL 2
PUSH-UP LEVEL 2

ZIELE
• KRÄFTIGUNG DES OBERKÖRPERS UND DER ARME
• STABILISIERUNG DES RUMPFS

Ausgangsposition
· in der Liegestützposition die BLACKROLL®, die knapp unterhalb des Brustkorbs liegt, mit beiden Händen an den Seiten greifen
· die Füße sind etwa hüftbreit auseinander

Ausführung
· langsam den Oberkörper absenken und dabei einen Fuß vom Boden lösen und das Bein gestreckt nach oben führen
· Ellenbogen nah am Körper lassen und den gesamten Körper unter Spannung halten
· anschließend den Oberkörper wieder nach oben in die Ausgangsposition bringen
· beim nächsten Absenken das Bein wechseln

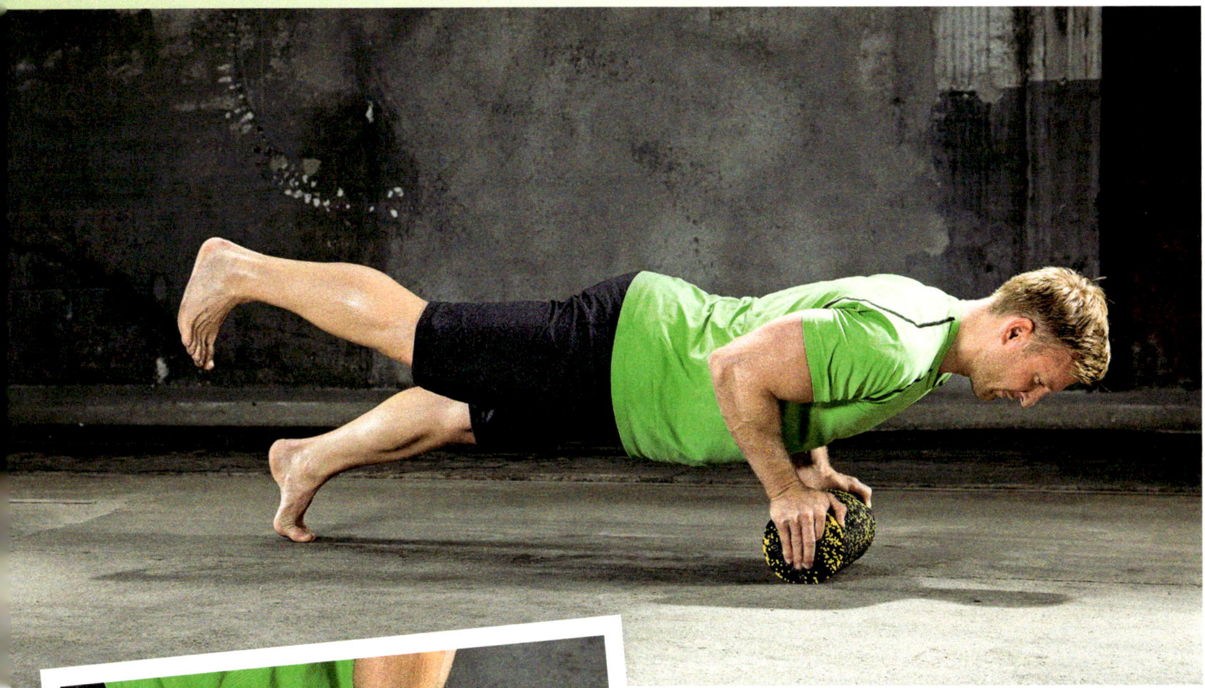

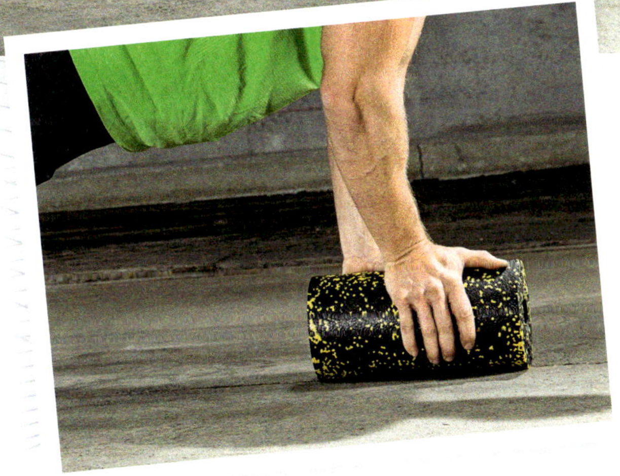

TIPP

Je langsamer die Bewegung ausgeführt wird, desto schwieriger ist sie. Um die Übung noch schwieriger zu machen, die Rolle längs greifen.

Darauf achten, dass

· während des Einatmens der Körper abgesenkt und mit dem Ausatmen in die Ausgangsposition zurückgekehrt wird.

· man beim Aufrichten nicht ins Hohlkreuz fällt.

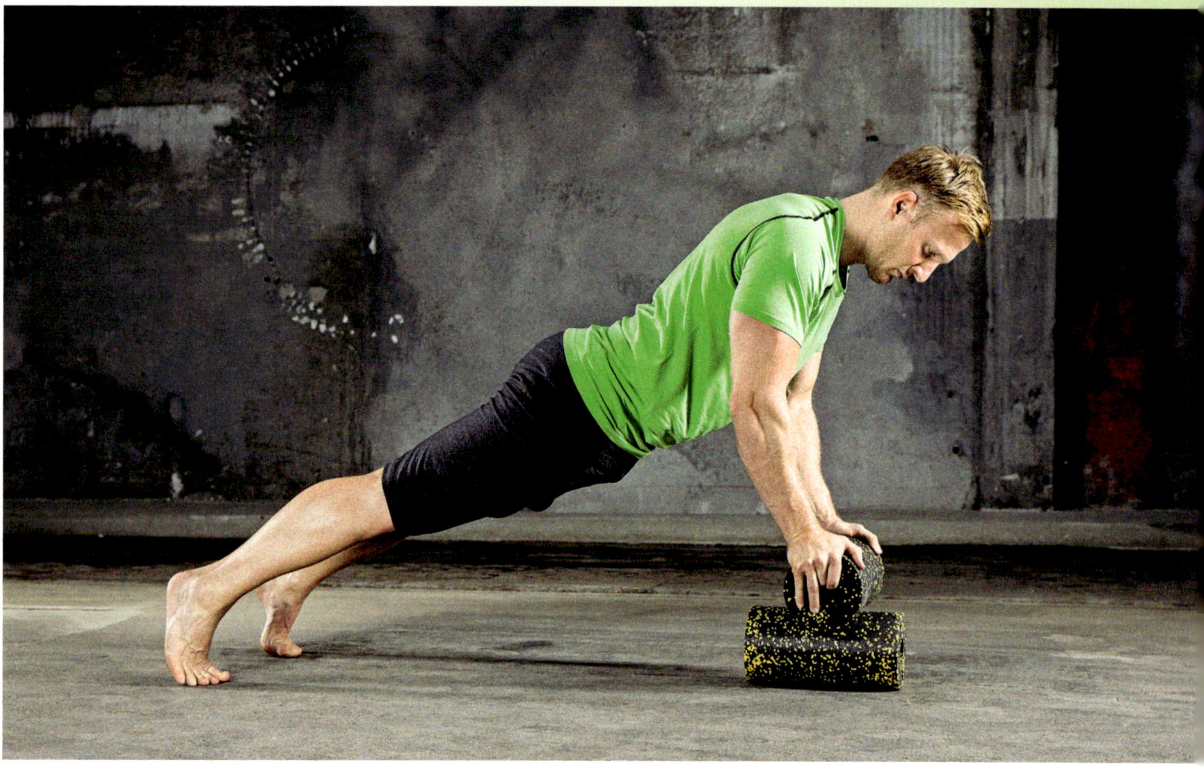

LIEGESTÜTZ LEVEL 3
PUSH-UP LEVEL 3

ZIELE
- KRÄFTIGUNG DES OBERKÖRPERS UND STABILISIERUNG DES RUMPFS
- BALANCE

Ausgangsposition
- zwei BLACKROLLS® gekreuzt übereinanderlegen
- in Liegestützposition gehen und die obere BLACKROLL®, die knapp unterhalb des Brustkorbs liegt, mit beiden Händen an den Seiten greifen
- die Füße sind etwa hüftbreit auseinander

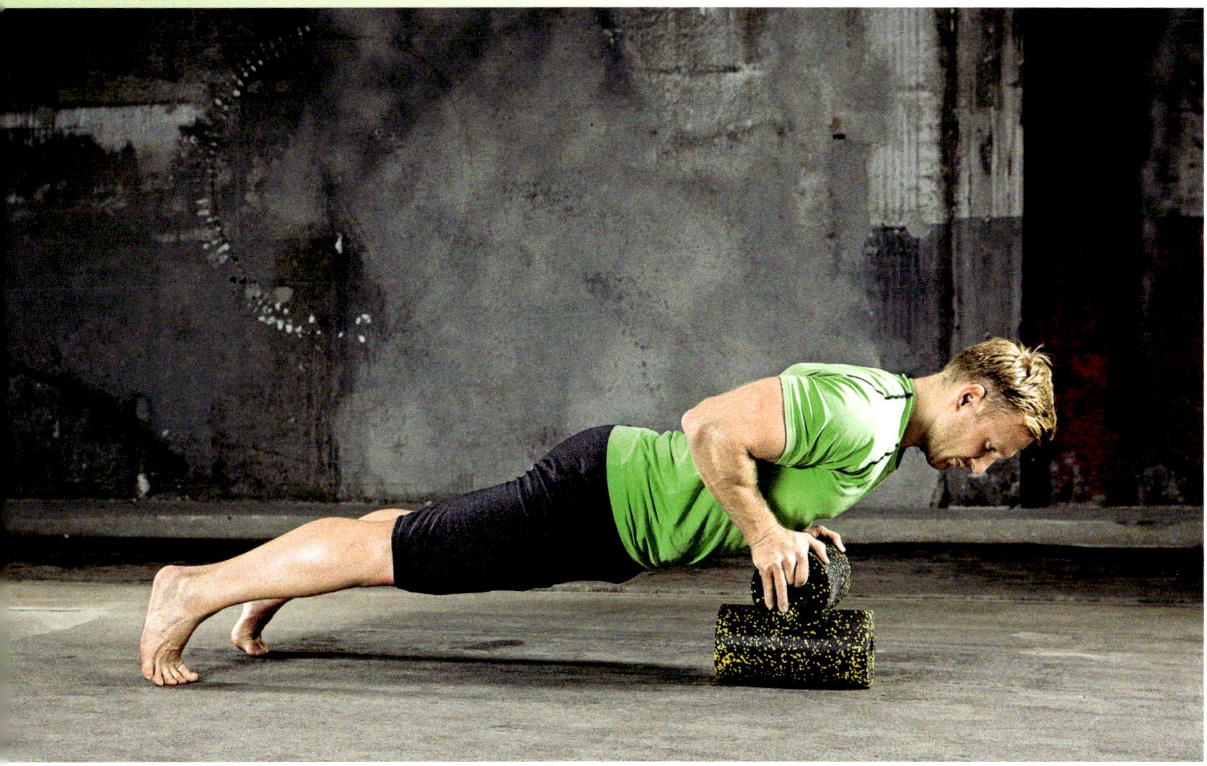

TIPP

Je langsamer die Bewegung ausgeführt wird, desto schwieriger ist sie.

Ausführung
· langsam den Oberkörper absenken
· Ellenbogen nah am Körper lassen
· den gesamten Körper dabei unter Spannung halten
· anschließend den Oberkörper wieder nach oben in die Ausgangsposition bringen

Darauf achten, dass
· während des Einatmens der Körper abgesenkt und mit dem Ausatmen
  in die Ausgangsposition zurückgekehrt wird.
· man beim Aufrichten nicht ins Hohlkreuz fällt.

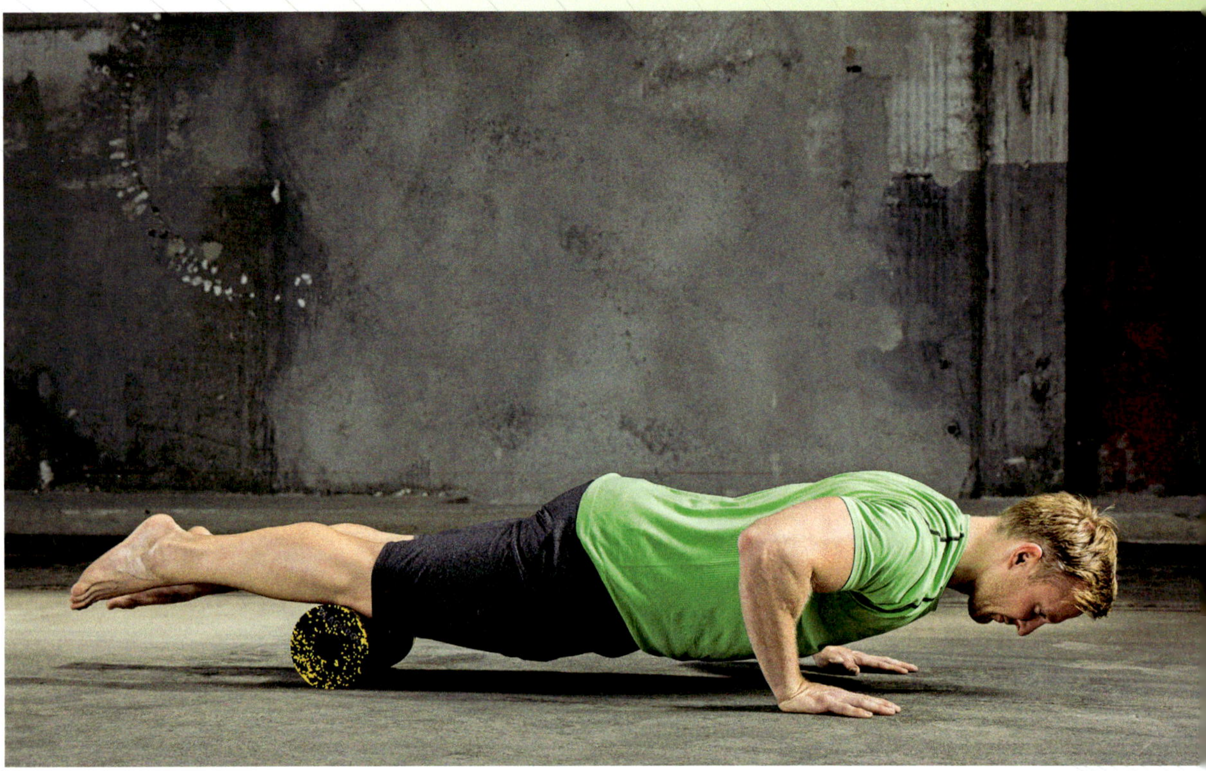

POWER-LIEGESTÜTZ
POWER PUSH-UP

ZIELE
- KRÄFTIGUNG DES OBERKÖRPERS UND DES BAUCHS
- STABILISIERUNG DES RUMPFS

Ausgangsposition
· untere Liegestützposition mit angewinkelten Armen einnehmen
· die BLACKROLL® befindet sich unterhalb der Knie
· Arme befinden sich neben dem Körper

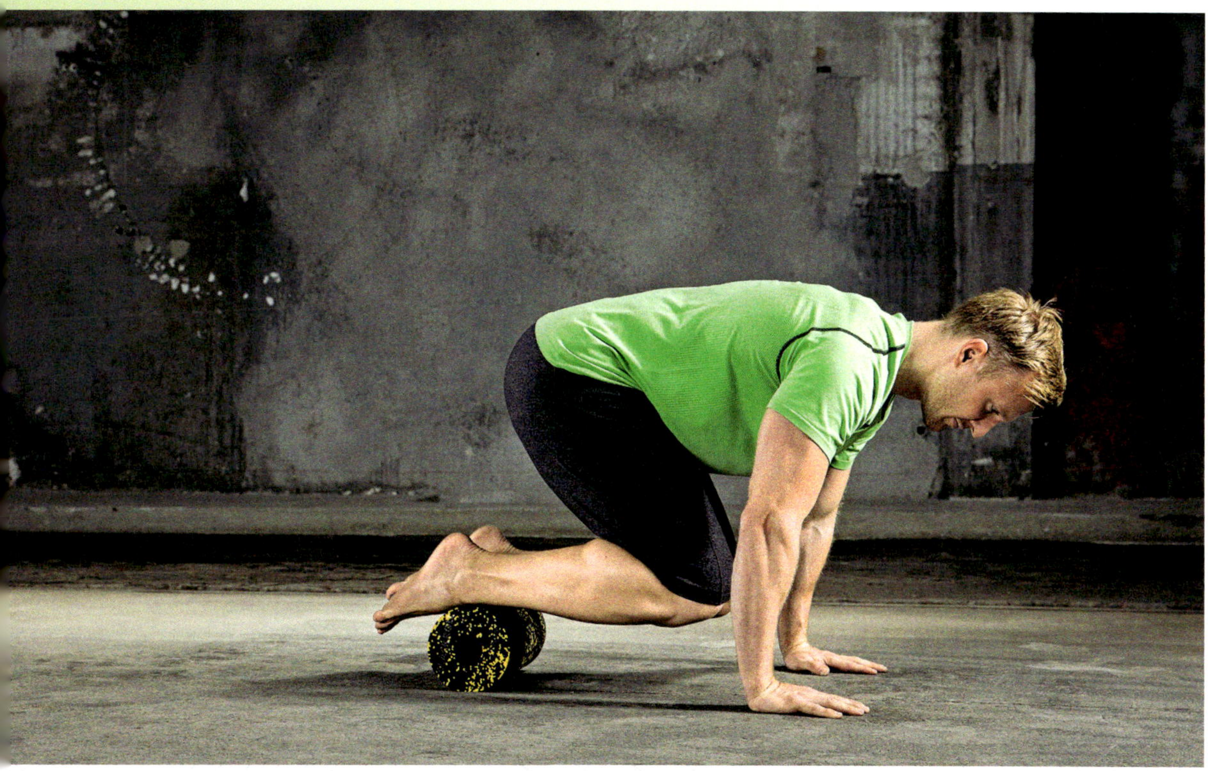

Ausführung

· langsam in den Stütz gehen und gleichzeitig die Hüften beugen
· währenddessen mit den Unterschenkeln nach vorne rollen

Darauf achten, dass

· während des Ausatmens der Körper hochgedrückt und mit dem Einatmen abgesenkt wird.
· der gesamte Körper während der Übung unter Spannung gehalten wird.

BASICS

FUNCTIONAL TRAINING

SELF-MYOFASCIAL TECHNIQUES

WORKOUTS

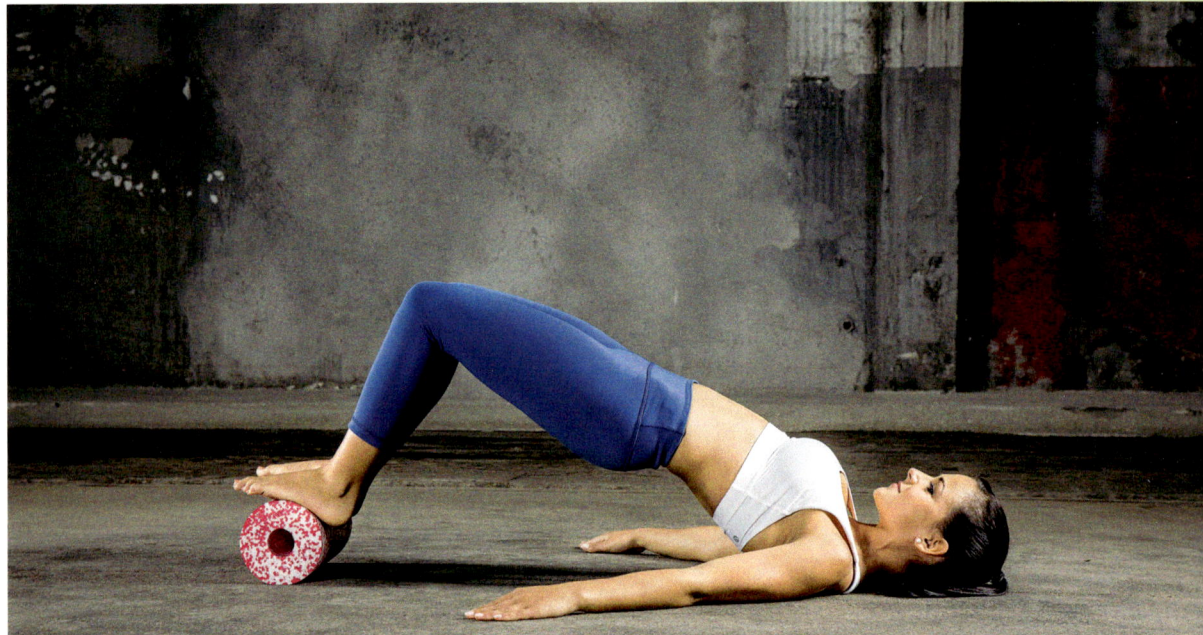

HÜFTBRÜCKE LEVEL 1
HIP BRIDGE LEVEL 1

ZIEL
• KRÄFTIGUNG DES GESÄSSES

Ausgangsposition
· Hüftbrücke mit beiden Füßen auf der BLACKROLL®
· Arme seitlich abspreizen
· Handflächen berühren den Boden
· Knie sind um 90 Grad gebeugt
· Oberschenkel und Oberkörper bilden eine Linie

Ausführung
· mit den Füßen leicht vor- und zurückrollen

Darauf achten, dass
· der Po die Haltearbeit verrichtet und nicht die Oberschenkelrückseite.

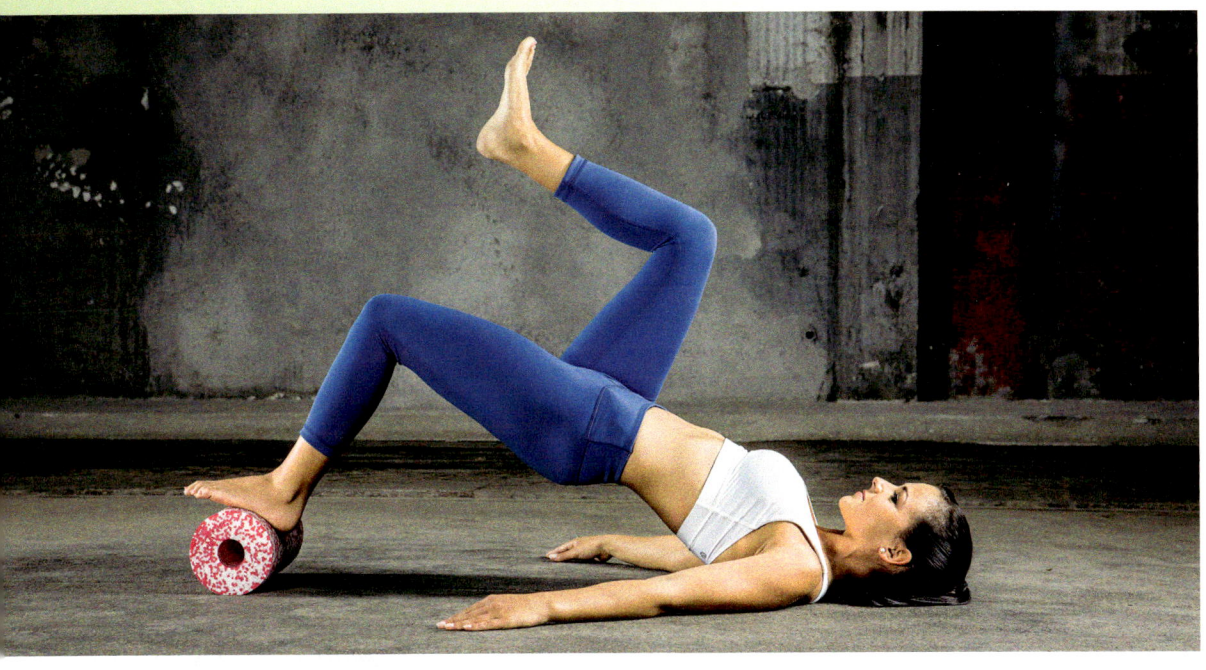

HÜFTBRÜCKE LEVEL 2
HIP BRIDGE LEVEL 2

ZIEL
• KRÄFTIGUNG DES GESÄSSES

Ausgangsposition
· Hüftbrücke mit beiden Füßen auf der BLACKROLL®
· Arme seitlich abspreizen
· Handflächen berühren den Boden
· Knie sind um 90 Grad gebeugt
· Oberschenkel und Oberkörper bilden eine Linie

Ausführung
· das rechte Bein heben und mit dem linken Fuß leicht vor- und zurückrollen

Darauf achten, dass
· der Po die Haltearbeit verrichtet und nicht die Oberschenkelrückseite.

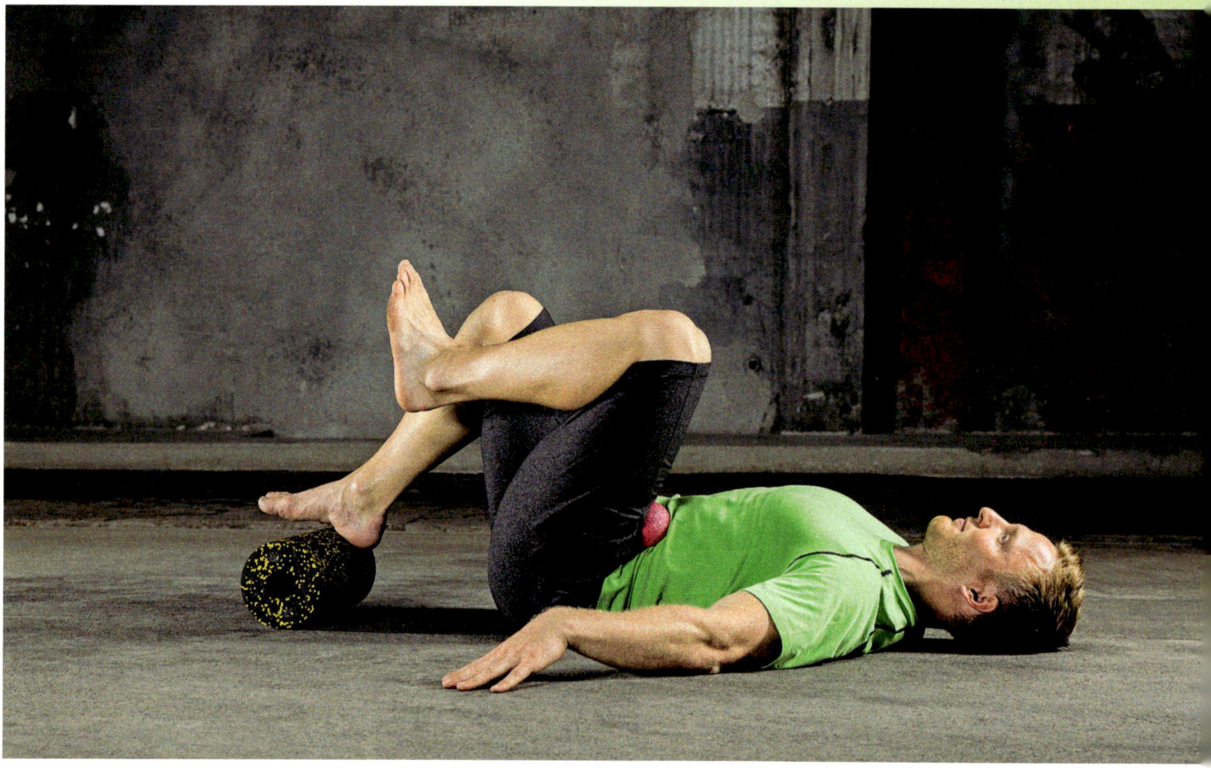

GRAY-COOK-HÜFTBRÜCKE
GRAY COOK HIP BRIDGE

ZIELE
- KRÄFTIGUNG UND AKTIVIERUNG DER GESÄSSMUSKULATUR UND DER TIEFEN BAUCHMUSKELN
- DEHNUNG DES HÜFTBEUGERS

Ausgangsposition
- in die Rückenlage begeben
- die Beine sind im Knie im 90-Grad-Winkel gebeugt und die Füße liegen auf der BLACKROLL®
- das linke Bein mit beiden Händen zur Brust heranziehen
- den BLACKROLL®-Ball dabei in der linken Leiste einklemmen

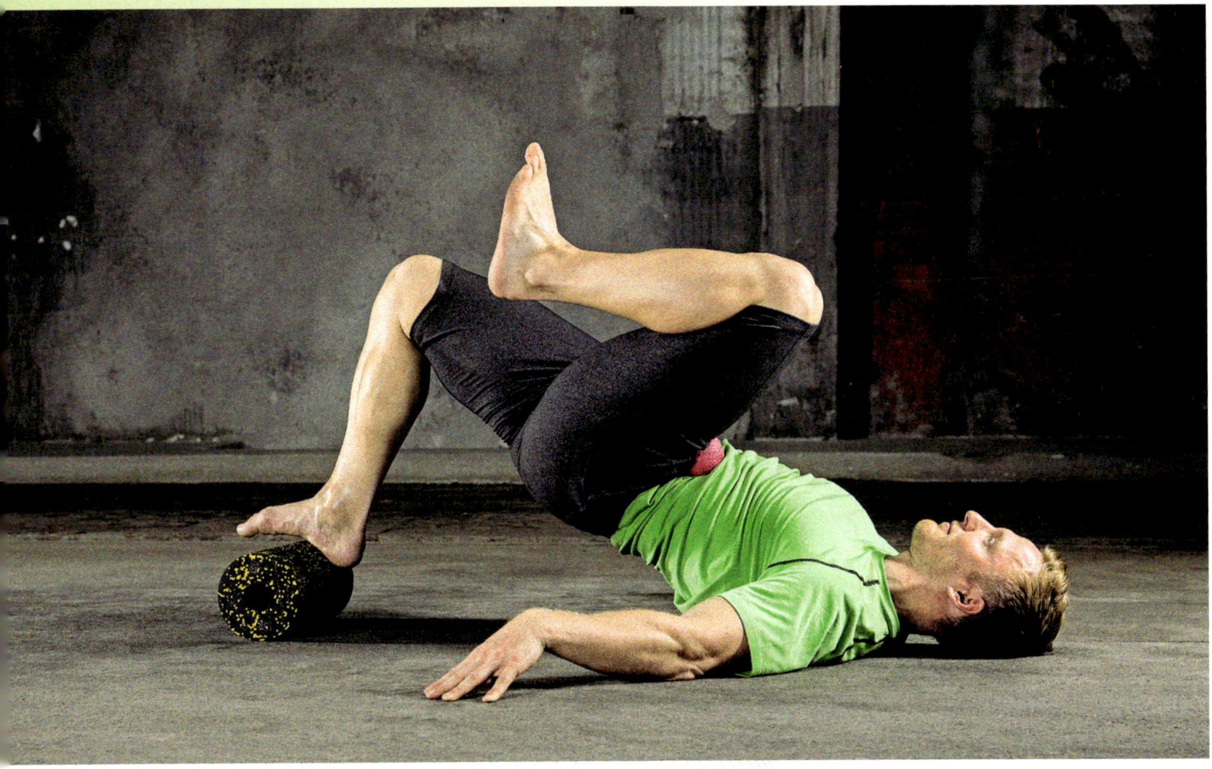

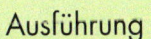

Ausführung

· jetzt den Po und Rumpf langsam
  anheben – ohne dabei den Ball und
  die Körperspannung zu verlieren
· wenn der höchste Punkt erreicht ist,
  wieder langsam in die Ausgangsposition
  zurückkehren, ohne dass der Po
  den Boden berührt

TIPP

Bei der Gray-Cook-Hüft-brücke handelt es sich um eine selbstlimitierende Übung, mit der sich die Gesäßmuskulatur kräftigen, die neuromuskuläre Ansteuerung verbessern sowie der Hüftbeuger mobilisieren lässt. Wenn die Hüftbeugemuskulatur stark verspannt ist, dann wird der Ball aus der Leiste herausfallen.

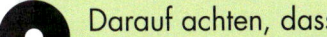

Darauf achten, dass

· der rechte Oberschenkel und der Oberkörper im höchsten Punkt eine Linie bilden.
· die Auf- und Abwärtsbewegung langsam durchgeführt wird. Sie soll mindestens fünf
  Sekunden dauern.

FUNCTIONAL TRAINING MIT DEM BLACKROLL®-BOOSTER

EINFÜHRUNG

Der BLACKROLL®-Booster vereint zwei der effektivsten Trainings- und Therapie-konzepte der letzten Jahre in einem Gerät: Self-Myofascial Techniques und Vibra-tionstraining. Beide Methoden harmonieren hervorragend und sind in der Lage, Verspannungen der Muskulatur bei sanfter Vibration effektiv zu behandeln.

Die Vibra Motion Technology des Boosters bietet ein sehr breites Massage-spektrum und Verspannungen werden gezielt gelöst. Das umliegende Gewe-be wird wohltuend stimuliert und mehrdimensional in Bewegung gebracht.

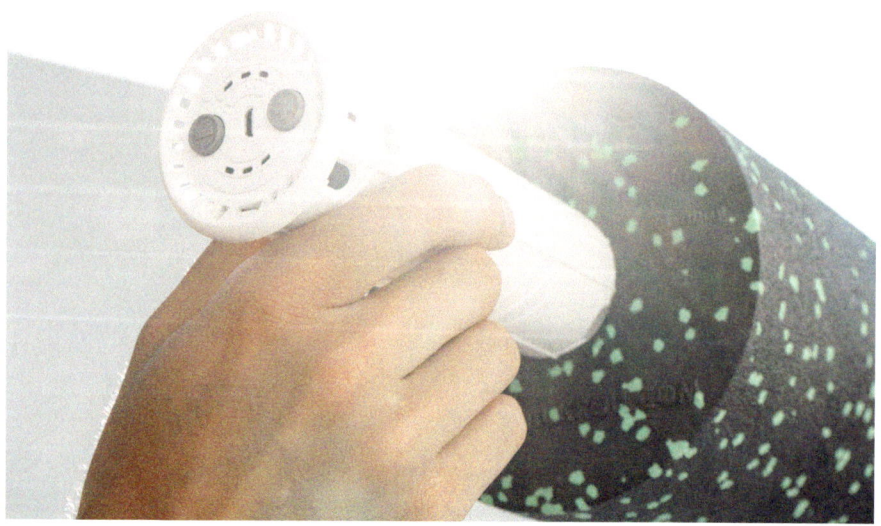

116

- Mit dem BLACKROLL®-Booster kann jede BLACKROLL®-Faszienrolle mit einer Normallänge von 30 cm in ein noch wirkungsvolleres Massagegerät verwandelt werden. Der einsetzbare vibrierende Kern unterstützt die Wirkung der klassischen Rolle auf mehreren Ebenen.
- Die neuartige Vibra Motion Technology des BLACKROLL®-Booster sorgt für eine besonders effiziente Vibration in Form von oszillierender Schwingung mit Tiefenwirkung, die die Rolle noch effektiver macht. Der BLACKROLL®-Booster bietet dadurch ein sehr breites Trainings- und Massagespektrum. Durch eine stufenlose Regulierung des Frequenzbereichs von 12–56 Hz kann die Muskulatur sowohl entspannt als auch aktiviert werden.
- Der BLACKROLL®-Booster kann zusammen mit allen BLACKROLLS® verwendet werden.
- In den Stufen bis 20 Hz (1–2 grüne Leuchtdioden) tritt nach kurzer Zeit eine Entspannung der Muskulatur auf. Gleichzeitig können durch die tiefenwirksame Schwingung die Schmerzrezeptoren so »verwirrt« werden, dass es sofort im Anschluss an die Vibrationsmassage zu einer Verringerung des Schmerzempfindens kommen kann. Das ist bei der Therapie von akuten und chronischen Beschwerden außerordentlich hilfreich.
- Dieser schmerzlindernde Effekt wurde in einer Studie an der California State University Dominguez Hills im letzten Jahr bewiesen. Gleichzeitig konnte der Wissenschaftler Scott W. Cheatham auch eine Steigerung des Bewegungsumfangs am Kniegelenk nach der Vibrationsmassage nachweisen.
- Der Haupteffekt der niederfrequenten Vibrationsmassage ist die Förderung der Durchblutung und Regeneration der Muskulatur.
- Die Aktivierung tritt bei jedem Menschen bei unterschiedlichen Frequenzen ein. In der Regel gehen wir davon aus, dass bei nahezu allen Nutzern dies bei etwa 40 Hz (also 4 und mehr leuchtende Dioden) eintreten sollte.

TRAINING MIT DEM BLACKROLL®-BOOSTER

Grundsätzlich sollte beim Training mit dem BLACKROLL®-Booster die Vibration auf eine höhere Frequenz eingestellt werden. Es sollten mindestens drei grüne Leuchtdioden sichtbar sein. Je höher die Frequenz, desto intensiver ist auch der Effekt auf die Muskulatur.

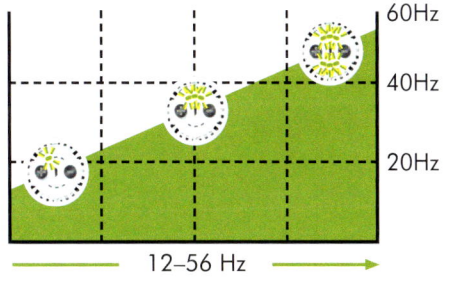

Der BLACKROLL®-Booster vibriert zwischen 12 und 56 Hz.

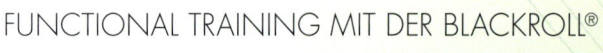

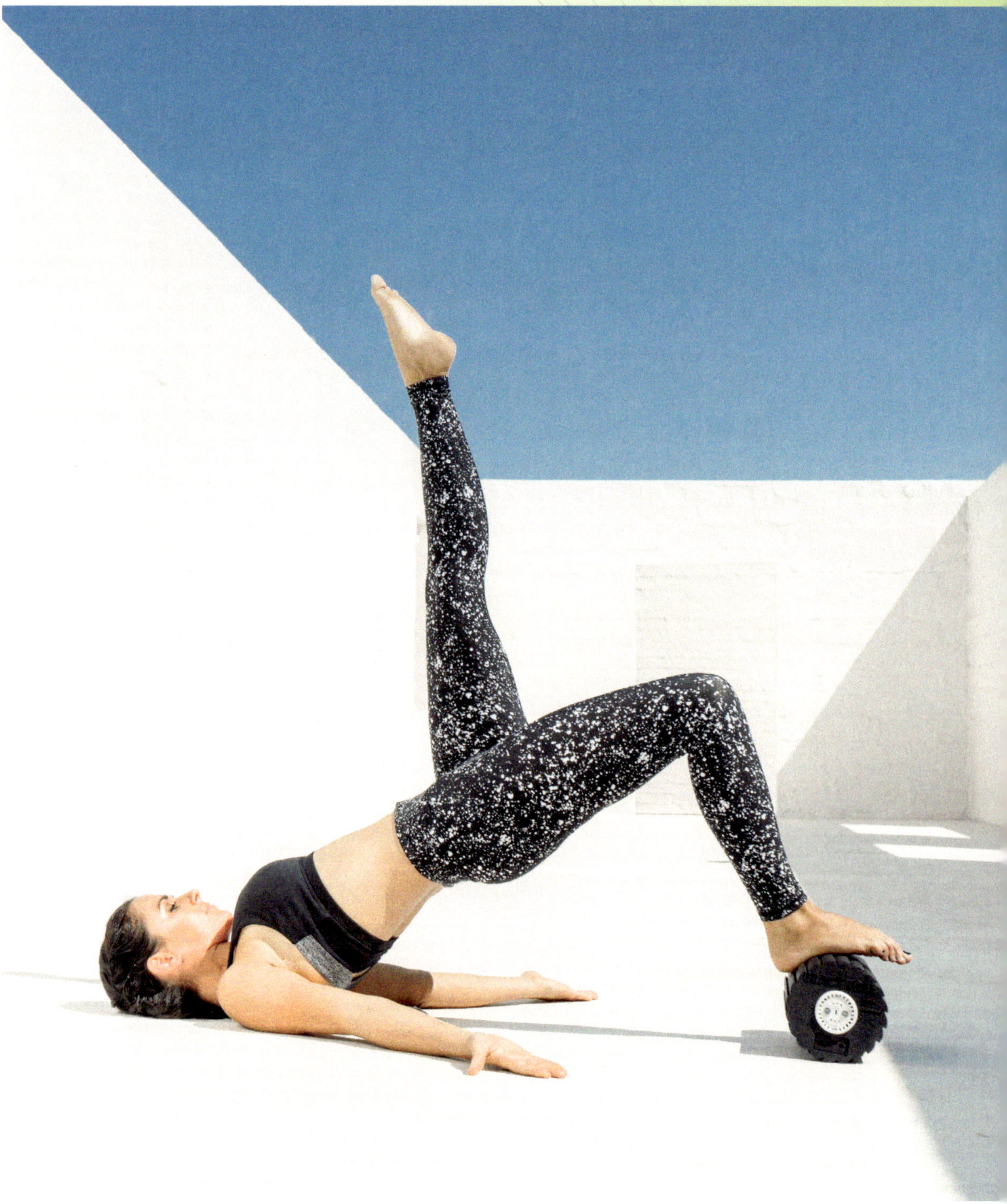

HÜFTBRÜCKE MIT DEM BLACKROLL®-BOOSTER

ZIEL
- KRÄFTIGUNG UND AKTIVIERUNG DER GESÄSSMUSKULATUR UND DER TIEFEN BAUCHMUSKELN
- DEHNUNG DES HÜTBEUGERS

TIPP

Um diese Übung noch schwieriger zu machen, mit dem Fuß auf dem BLACKROLL®-Booster vor- und zurückrollen.

Ausgangsposition
- in die Rückenlage begeben
- die Beine sind im Knie im 90-Grad-Winkel gebeugt und die Füße liegen auf dem BLACKROLL®-Booster

Ausführung
- das linke Bein senkrecht nach oben strecken

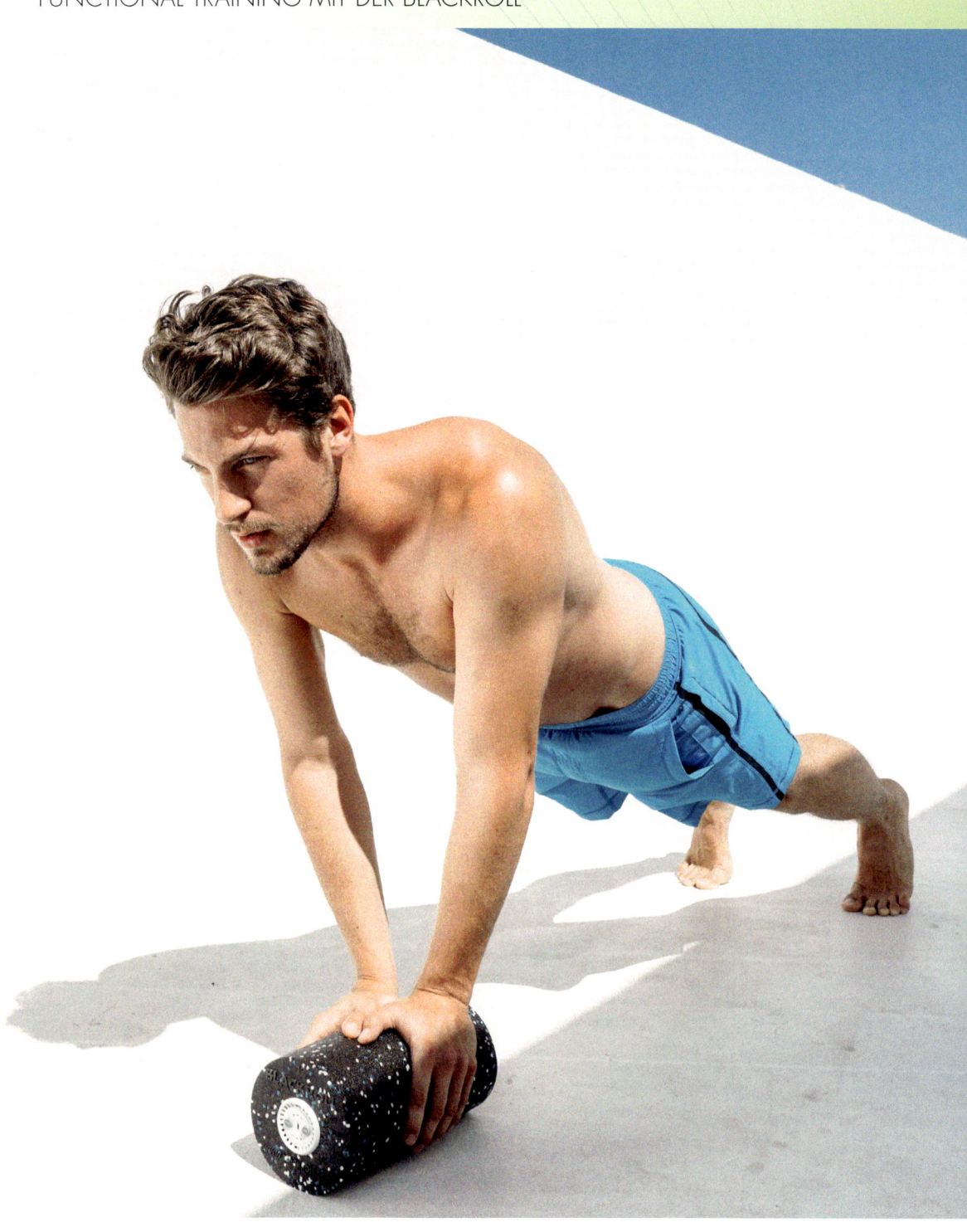

BOOSTER-LIEGESTÜTZ

ZIEL
- KRÄFTIGUNG DES OBERKÖRPERS UND DER ARME
- STABILISIERUNG DES RUMPFS

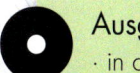

Ausgangsposition
· in der Liegestützposition den BLACKROLL®-Booster, der längs auf Höhe knapp unterhalb des Brustkorbs liegt, mit beiden Händen an den Seiten greifen
· die Füße sind etwa hüftbreit auseinander

Ausführung
· langsam den Oberkörper absenken
· Ellenbogen nah am Körper lassen und den gesamten Körper unter Spannung halten
· anschließend den Oberkörper wieder nach oben in die Ausgangsposition bringen

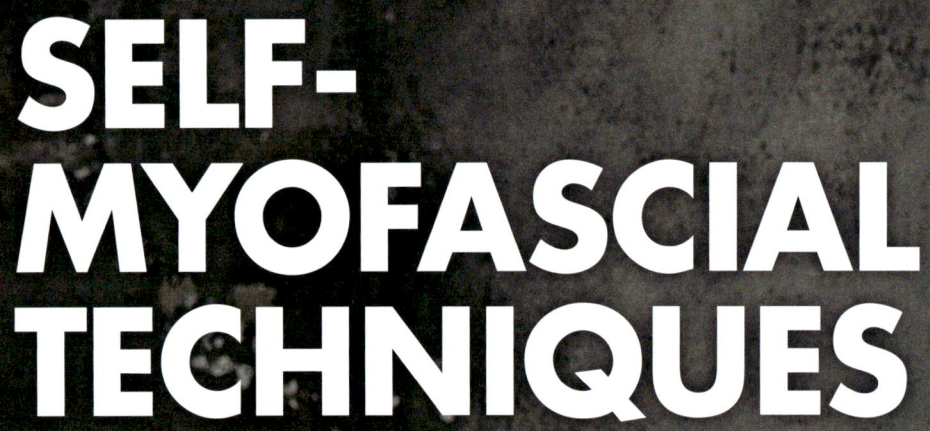

SELF-MYOFASCIAL TECHNIQUES

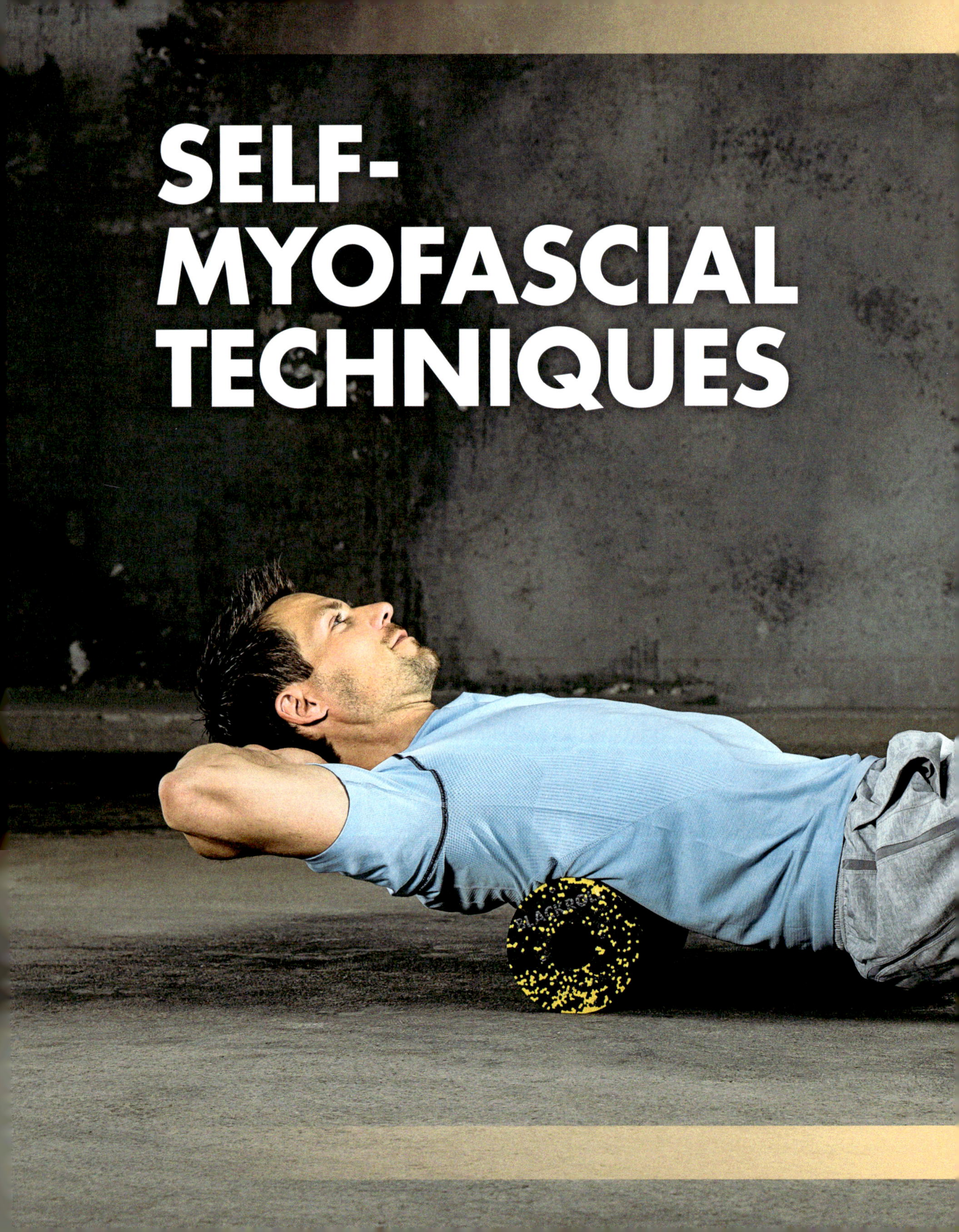

SELBSTMASSAGEN
UND
MYOFASZIALE TECHNIKEN
MIT DEN
BLACKROLL®-PRODUKTEN

Die Mobilität ist einer der wichtigsten Parameter für Leistungsfähigkeit und Wohlbefinden. Die Beweglichkeit wird von unglaublich vielen Faktoren beeinflusst. Zunächst geben die Gelenke durch ihre anatomischen Gegebenheiten einen Bewegungsumfang vor. Dieser wird durch die Beschaffenheit der Kapseln, Sehnen und Bänder eingeschränkt. Zusätzlich zu den Sehnen und Bändern spielen natürlich auch die Geschmeidigkeit der Muskulatur und die Verschieblichkeit der Faszien eine große Rolle. Außerdem wird die Mobilität durch hormonelle Einflüsse, das psychische Erregungsniveau, Verletzungen, die Umgebungstemperatur und vor allem die neuromuskuläre Aktivierung *(muscle tone)* bestimmt. Vor allem dieser Muskeltonus wird effektiv durch Self-Myofascial Techniques mit BLACKROLL®-Produkten reguliert.

SELF-MYOFASCIAL TECHNIQUES

»Manipulieren« und dadurch geschmeidiger machen lassen sich Muskeln und Faszien aber durch die verschiedenen Selbstmassage-Techniken, die »Self-Myofascial Techniques« (SMT). Insgesamt kommen acht verschiedene Verfahren zum Einsatz.

1.   Längsmassage
2.   Querfriktion
3.   Zirkuläre Massage
4.   Kompression
5.   Compress & Stretch
6.   Compress & Twist
7.   Compress & Mobilize
8.   Compress & Shake

Hierbei handelt es sich um verschiedene Roll- und Akupressur-Techniken zur Behandlung der Faszienstrukturen und der Muskeln. Vergleichbar mit dem Kneten, Drücken und Ausrollen eines Pizzateigs, werden Verklebungen – im Beispiel Verdickungen des Teigs – »ausgestrichen«, um so eine verbesserte Gleitfähigkeit zu erreichen.

Im normalen Zustand sind die Faszien straff, aber gut verschiebbar. Durch Verletzungen, Narbenbildung, Entzündungen oder immer wiederkehrende Überlastung des Gewebes wird das Bindegewebe verändert. Es wird dann weniger beweglich und neigt zu Verkürzungen und Verklebungen. Dies wiederum führt dazu, dass Spannung auf den Rest des Bewegungsapparats und die Organe übertragen wird. Die gesamte Beweglichkeit unseres Körpers wird eingeschränkt, was in der Folge dazu führen kann, dass Überlastungsschäden oder Verletzungen auftreten.

Die verschiedenen Techniken werden etwa 10 bis 15 Sekunden lang pro Muskelgruppe durchgeführt. Dabei steuern Sie selbst die Intensität in Abhängigkeit Ihres Schmerzempfindens. Auf einer Skala von 1 bis 10 (0 = kein Schmerz, 10 = vernichtender Schmerz) sollten Sie bei der Behandlung nie mehr als Stufe 7 erreichen. Der Grund, aus dem Sie sich nicht größere Schmerzen zufügen sollten oder dürfen, liegt in dem Zusammenhang unseres autonomen Nervensystems und der Spannung (Tonus) unseres myofaszialen Systems. Schmerzen führen dazu, dass Stresshormone (Adrenalin und Cortisol) ausgeschüttet werden. Vor allem das Cortisol bedingt im Bindegewebe eine Spannungszunahme. Dies haben Sie vielleicht schon einmal erlebt, als Sie über einen längeren Zeitraum vermehrt Stress ausgesetzt waren und dann plötzlich Schmerzen und Verspannungen am Rücken oder Nacken verspürten.

Das gemeinsame Ziel der verschiedenen Techniken sind die Reduktion des Muskeltonus (ohne eine Ausschüttung von Stresshormonen zu produzieren), eine bessere Gleitfähigkeit von Muskel und Bindegewebe sowie eine verbesserte sensomotorische Kontrolle durch die Optimierung der Propriozeption.

Schon nach sehr kurzer Zeit werden Sie die verschiedenen BLACKROLL®-Produkte zu schätzen wissen. Anfangs werden Sie dabei Ihren Körper neu entdecken. Sie werden viele Stellen am Bewegungsapparat finden, sogenannte Hotspots, an denen die ersten Behandlungen sehr schmerzhaft sind, aber schon nach ein paar Wiederholungen werden diese Stellen weniger empfindlich.

Die BLACKROLL®-Produkte mobilisieren die Muskulatur und die Faszien. Die Schaumrolle ist ein ideales Hilfsmittel für den Trainingsalltag. Mit geringem zeitlichem Aufwand erhöhen wir die Elastizität und somit das Leistungsvermögen der Muskulatur. Dabei versuchen wir, die Fehlbelastungen, die aufgrund von Dysbalancen bei nahezu jedem Sportler vorhanden sind, durch gezieltes Training auszugleichen und typische, durch Überlastung ausgelöste Sportverletzungen zu vermeiden. Die Durchblutung der Muskulatur wird dabei gesteigert und die Regenerationszeit verkürzt. Generell gilt, dass Sie Muskelgruppe für Muskelgruppe nacheinander bearbeiten.

LÄNGSMASSAGE UND QUERFRIKTION

Da wir die Fußsohlen ja schon täglich in der Früh mit einem BLACKROLL®-Ball massieren, beginnen wir mit der BLACKROLL® oder einem BLACKROLL®-Ball an der Wadenmuskulatur und arbeiten uns langsam nach oben. Die Übungen werden so ausgeführt, dass die einzelnen Muskeln langsam auf der Rolle hin und her bewegt werden. Es gibt zwei Möglichkeiten, die Muskulatur zu stimulieren: einmal findet die Massagebewegung im Verlauf der Muskelfasern statt – dies nennen wir Längsmassage. Diese Technik eignet sich zum Aufwärmen und zur Regeneration. Die zweite Massagetechnik wird Querfriktion genannt und stimuliert die Muskelfasern quer zum Faserverlauf. Diese Form der Massage kommt vor allem bei vorgeschädigtem, schmerzhaftem Gewebe zum Einsatz, da sie lokal die Durchblutung steigert, Verklebungen löst und das Bindegewebe anregt, neue längs verlaufende Fasern zu bilden. Jede Bewegungsrichtung sollte etwa 5 Sekunden in Anspruch nehmen (d. h. einmal hin und her bzw. hoch und runter dauert 10 Sekunden).

BASICS

FUNCTIONAL TRAINING

SELF-MYOFASCIAL
TECHNIQUES

WORKOUTS

Bei den Selbstmassagen bemerken Sie plötzlich Stellen, an denen die Beweglichkeit des Fasziensystems eingeschränkt ist. Sie fühlen dort entweder einen dumpfen Schmerz oder einfach nur eine limitierte Beweglichkeit. Um die Faszien an diesen Stellen zu mobilisieren, können Sie sich spielerisch mit Veränderung des Drucks langsam an die Schmerzgrenze dieser Schmerzpunkte herantasten. Diese Stellen sollten dann für ungefähr 15 Sekunden mit leichtem Druck und rhythmischem Hin- und Herrollen therapiert werden. Danach können Sie mit größeren Bewegungsumfängen das betroffene Areal noch einmal ausstreichen. Um später den Druck auf das Gewebe zu erhöhen, können Sie die andere Körperseite vom Boden abheben.

Anfangs werden Sie sicherlich die eine oder andere schmerzhafte Stelle haben und die Übungen vielleicht als leicht unangenehm empfinden, doch schon nach wenigen Malen stellen sich diese Missempfindungen ein und Sie spüren die Vorteile der dazugewonnenen Beweglichkeit.

Achten Sie während der gesamten Übung darauf, dass Sie tief und ruhig ein- und ausatmen. Das sorgt für Entspannung im gesamten Körper. Es ist wichtig, dass die behandelte Region entspannt ist und die Muskulatur keine erhöhte Kontraktion aufweist. Nur so wird die Massage den gewünschten Erfolg haben.

Unterstützen können Sie die tiefe Atmung durch einen aufrechten Oberkörper sowie einen geöffneten Brustkorb, indem Sie die Schulterblätter leicht nach hinten ziehen. Außerdem können Sie versuchen, bewusst etwas länger aus- als einzuatmen.

Führen Sie jede Übung 30 bis 40 Sekunden pro Körperteil beziehungsweise pro Seite durch. Sollten sich bestimmte Bereiche dann immer noch unangenehm hart anfühlen, können Sie dort noch einmal etwas länger rollen, um diese verhärteten Strukturen besser zu lösen.

ZIRKULÄRE MASSAGE

Im Gegensatz zu den Längs- und Quermassagen wird bei der zirkulären Massage lokal um einen Hotspot herum massiert. Durch die kreisförmige Stimulierung des Gewebes wird der Stoffwechsel in diesem Areal angekurbelt und die Durchblutung gefördert.

KOMPRESSION

Die Kompression leitet sich von der Akupunkt-Massage ab. Durch den gleichförmigen Druck auf das betroffene Gewebe bzw. den Hotspot kommt es rund um den zuvor unterversorgten Hotspot zu einer vermehrten Stoffwechselaktivität, nachdem die Kompression wieder aufgelöst wird. Es ist also eine Art »Reset«-Technik.

COMPRESS & STRETCH

Bei dieser Erweiterung der Kompressionstechnik wird zusätzlich zur Kompression des Hotspots noch der betroffene Muskel gedehnt. Beispiel: den BLACKROLL®-Ball in Bauchlage auf eine schmerzhafte Stelle des Quadrizeps platzieren und dann versuchen, die Ferse desselben Beins zum Gesäß zu ziehen.

COMPRESS & TWIST

Hierbei wird zusätzlich zur Kompression des Hotspots das Bindegewebe verdreht. Der BLACKROLL®-Ball wird zuerst auf den Hotspot gedrückt und dann unter ständigem Druck nach links oder rechts gedreht.

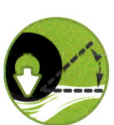

COMPRESS & MOBILIZE

Bei dieser einfachen Technik wird der Hotspot zunächst komprimiert, zum Beispiel an der Wade. Dann werden kreisende Bewegungen mit dem Fuß durchgeführt. So entsteht eine dreidimensionale Bindegewebsmassage am und um den Hotspot herum.

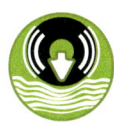

COMPRESS & SHAKE

Hier werden zwei Ansätze vereint, deren Entdeckung mehr als 1000 Jahre auseinanderliegt: die Detonisierung der Muskulatur sowie die Detonisierung und Stoffwechselaktivierung durch Vibration. Diese Technik funktioniert entweder in der Kombination von BLACKROLL®-Ball und einer Power-Plate oder mit dem BLACKROLL®-Booster. Der Booster kann neben dem Einsatz in allen 30 cm BLACKROLLS® auch allein als Handgerät verwendet werden.

BASICS

FUNCTIONAL TRAINING

SELF-MYOFASCIAL TECHNIQUES

WORKOUTS

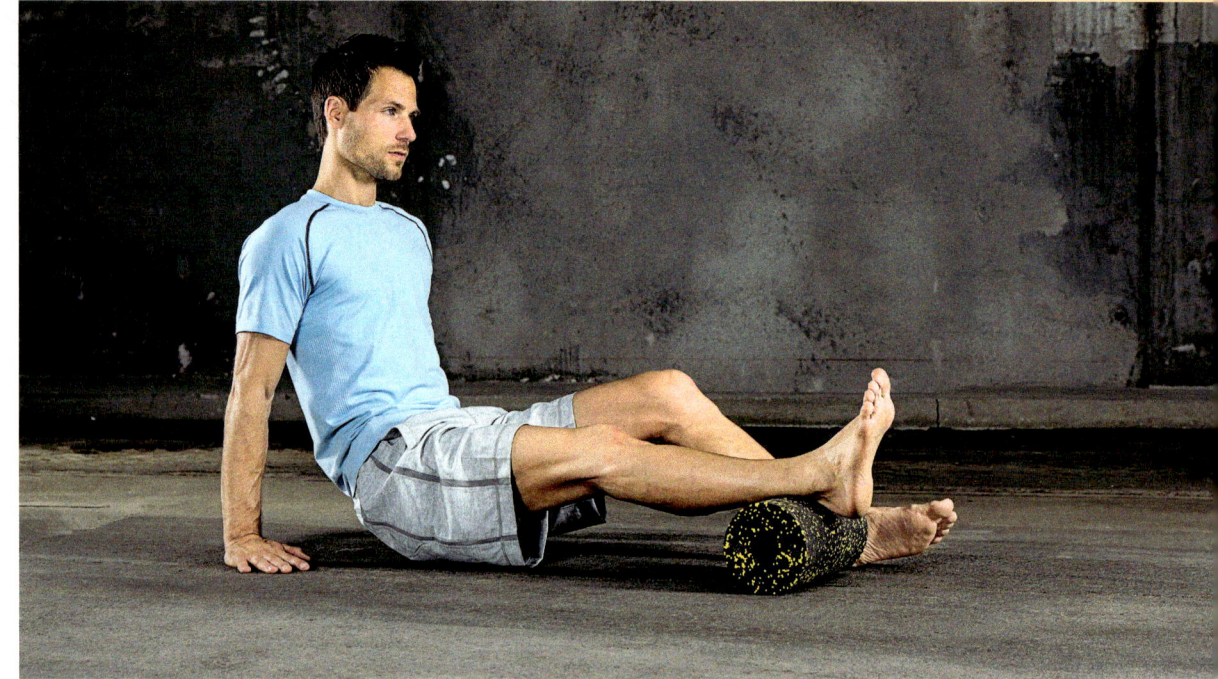

WADE

ZIEL
• MASSAGE UND MOBILISIERUNG DER WADE

Ausgangsposition
· aufrecht sitzen und mit den Händen abstützen
· die BLACKROLL® zunächst unter der rechten Wade platzieren
· das linke Bein seitlich neben dem rechten Bein aufstellen

Ausführung
· langsam und kontrolliert über die Wadenregion rollen
· das aufgestellte Bein hilft bei der kontrollierten Ausführung, da so die Rollbewegung
  und das Anheben des Gesäßes unterstützt werden können
· das rechte Bein in fließenden Bewegungen nach rechts und links rotieren,
  um eine vollflächige Massage der Wade zu garantieren
· dann die Seite wechseln

BASICS

FUNCTIONAL TRAINING

SELF-MYOFASCIAL TECHNIQUES

WORKOUTS

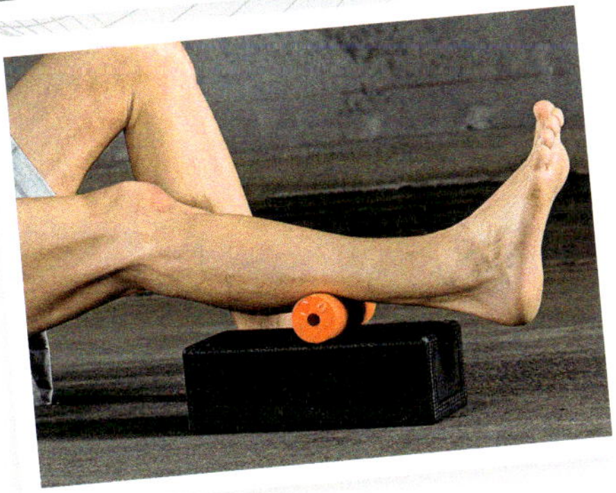

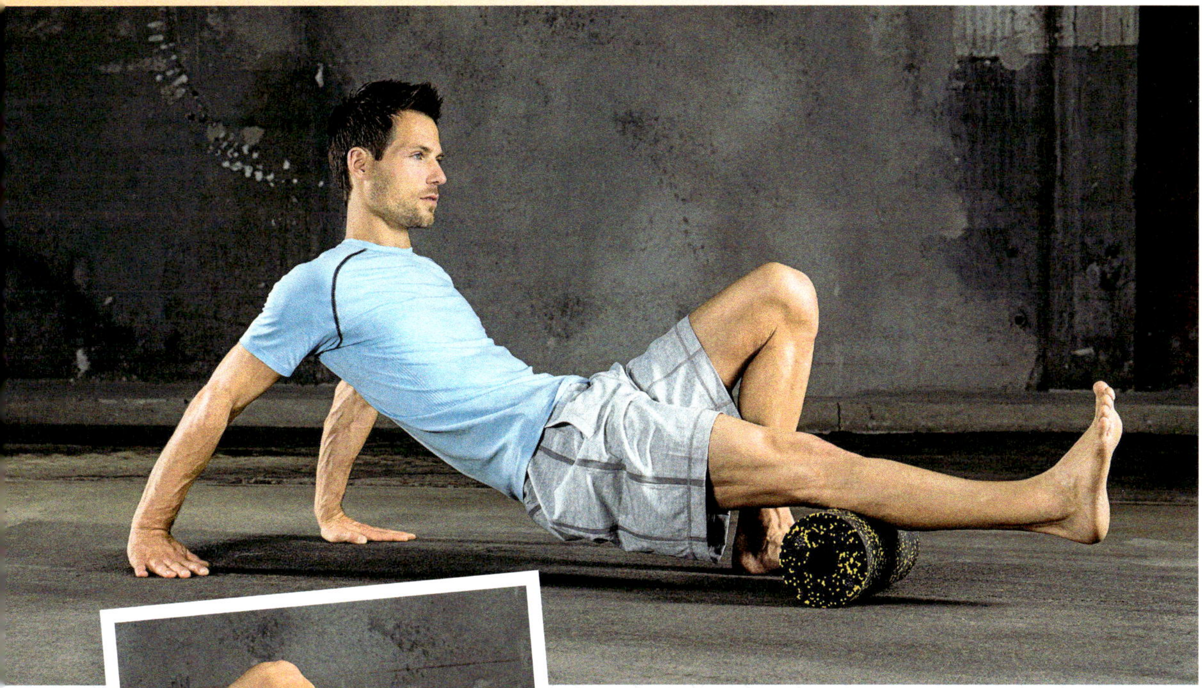

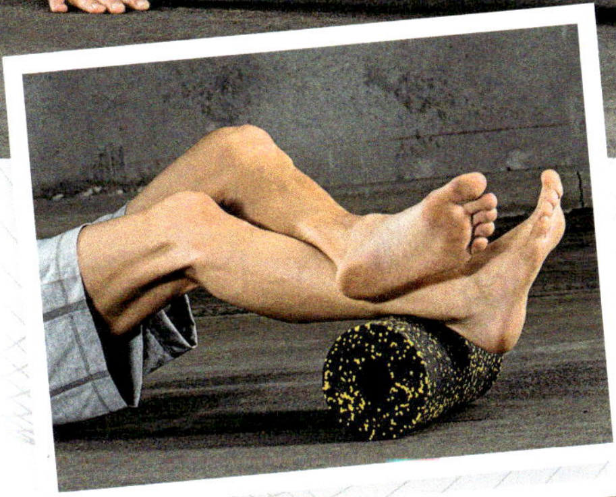

TIPPS

*Um den Druck der Massage zu erhöhen, ein Bein über das andere legen.
Um eine etwas punktuellere Massage erzielen zu können, die BLACKROLL® gegen eine Minirolle plus den BLACKROLL®-Block tauschen.*

Darauf achten, dass
· der Oberkörper aufrecht (»Zieh dich nach oben«) und der Brustkorb geöffnet (»Stolze Brust«) ist.

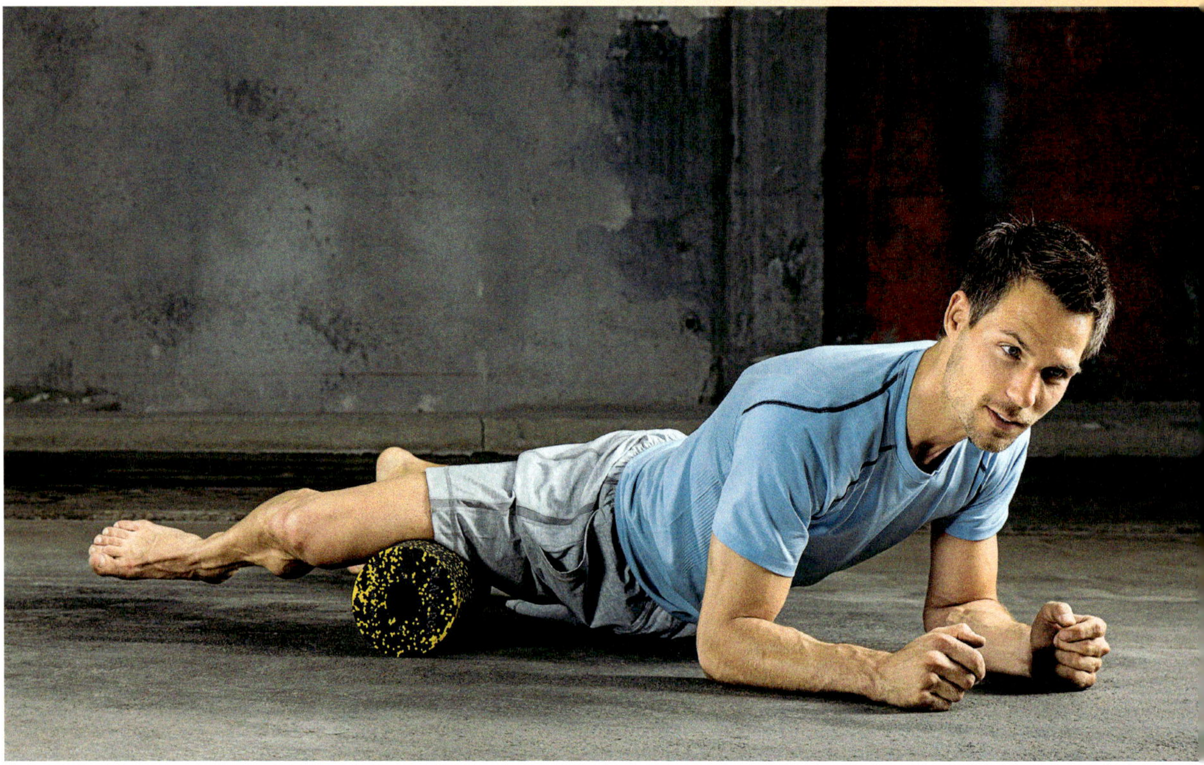

BASICS

FUNCTIONAL TRAINING

SELF-MYOFASCIAL TECHNIQUES

WORKOUTS

ADDUKTOREN

ZIELE
• BEHANDLUNG DER ADDUKTOREN

TIPP

In sehr sensiblen Bereichen den Druck verringern, um auf dieser Stelle bleiben zu können. Versuchen, durch tiefes Atmen diesen Bereich verstärkt zu entspannen.

Ausgangsposition
· in Bauchlage auf den Boden legen
· mit den angewinkelten Armen abstützen
· ein Bein mit gebeugtem Knie seitlich abspreizen, das andere Bein vollständig strecken und entspannen
· die BLACKROLL® ca. einen Zentimeter oberhalb des Knies des angewinkelten Beins platzieren
· auf den Ellenbogen abstützen

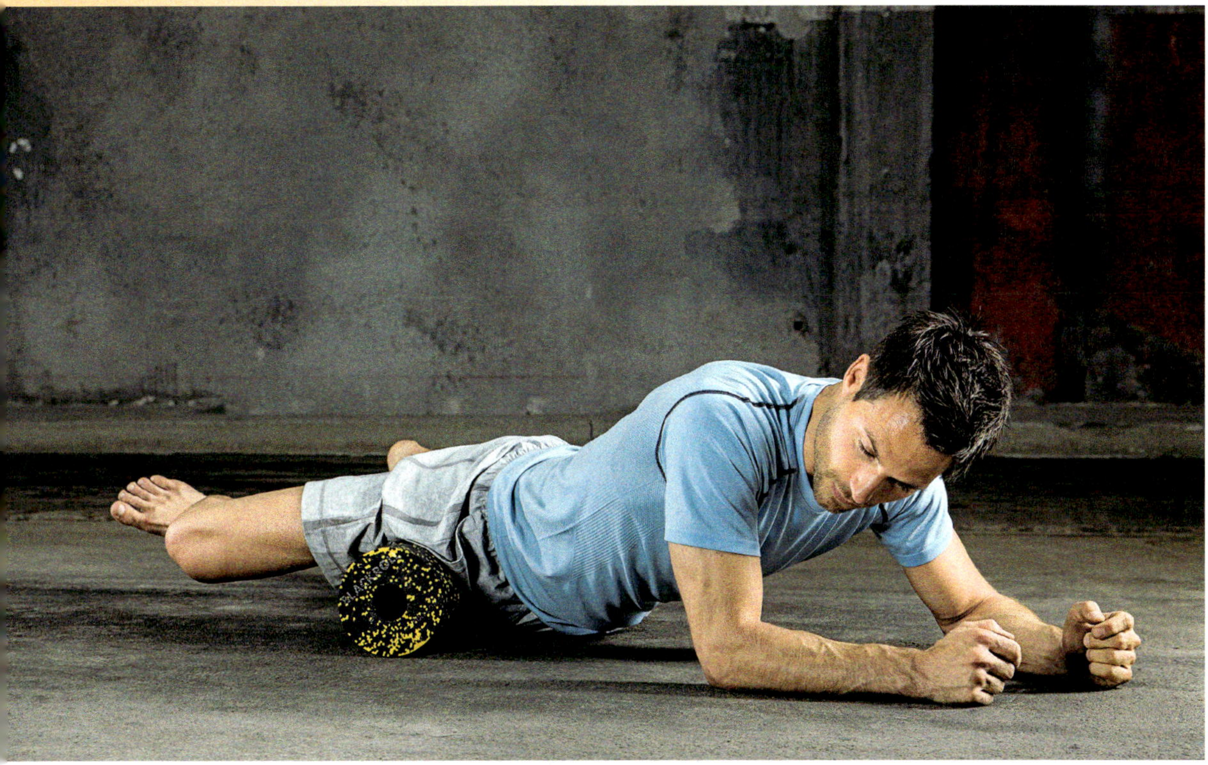

BASICS

FUNCTIONAL TRAINING

SELF-MYOFASCIAL TECHNIQUES

WORKOUTS

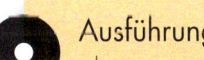

Ausführung

· langsam auf der BLACKROLL® zwei Zentimeter nach oben in Richtung Becken rollen
· dann wieder langsam – Zentimeter für Zentimeter – auf der BLACKROLL® zurück in Richtung Ausgangspunkt rollen
· in diesen kleinen Schritten den Weg an die Spitze des Quadrizeps – kurz vor dem knöchernen Teil der Hüfte vorarbeiten
· üben Sie nur so viel Druck aus, wie auszuhalten ist
· dann die Seite wechseln

Darauf achten, dass

· immer tief ein- und ausgeatmet wird.
· die Bewegung langsam, konzentriert und kontrolliert durchgeführt wird.

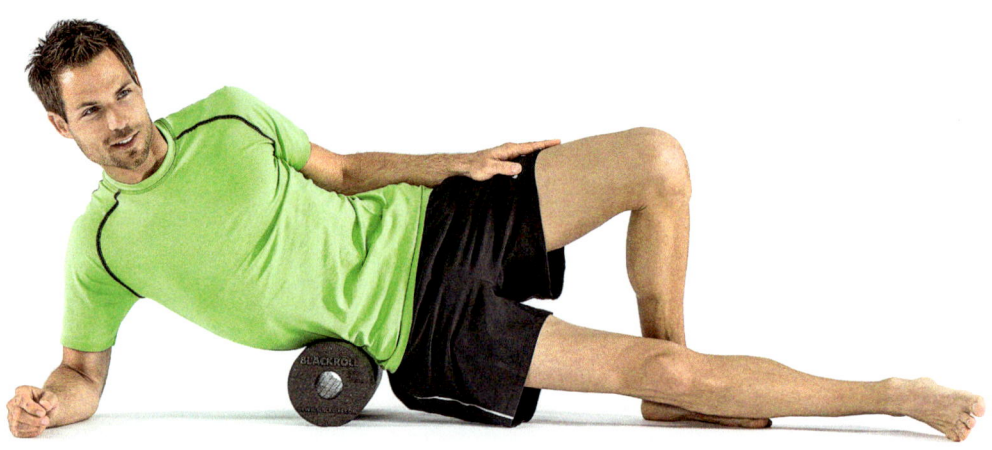

SEITLICHER RUMPF

ZIEL
- MASSAGE UND MOBILISIERUNG DER SEITLICHEN RUMPFMUSKULATUR (MUSCULUS LATISSIMUS UND M. SERRATUS ANTERIOR)

Ausgangsposition
· auf die Seite legen
· den unteren Arm aufstützen und die BLACKROLL® unter dem seitlichen Rumpf knapp oberhalb der Hüfte positionieren
· der Arm der Gegenseite liegt auf dem Oberschenkel
· das untere Bein ist ausgestreckt
· das Bein der Gegenseite ist angewinkelt aufgestellt

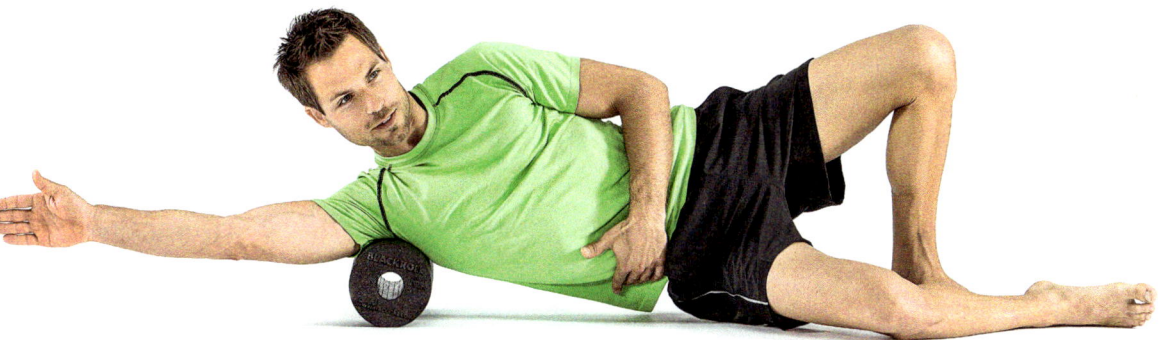

TIPP

Üben Sie nicht zu starken Druck auf besonders schmerzhafte Bereiche aus. Dies würde nur Stresshormone freisetzen, was sich kontraproduktiv auswirken würde.

 Ausführung

· langsam auf der BLACKROLL® nach oben rollen
· dabei den unteren Arm vom Boden lösen und ihn zur Seite ausstrecken
· um das Gleichgewicht zu halten, den anderen Arm angewinkelt vor den Körper führen
· in dieser Position langsam vor- und zurückrollen
· dann die Seite wechseln

Darauf achten, dass

· immer tief ein- und ausgeatmet wird.
· die Bewegung langsam, konzentriert und kontrolliert durchgeführt wird.

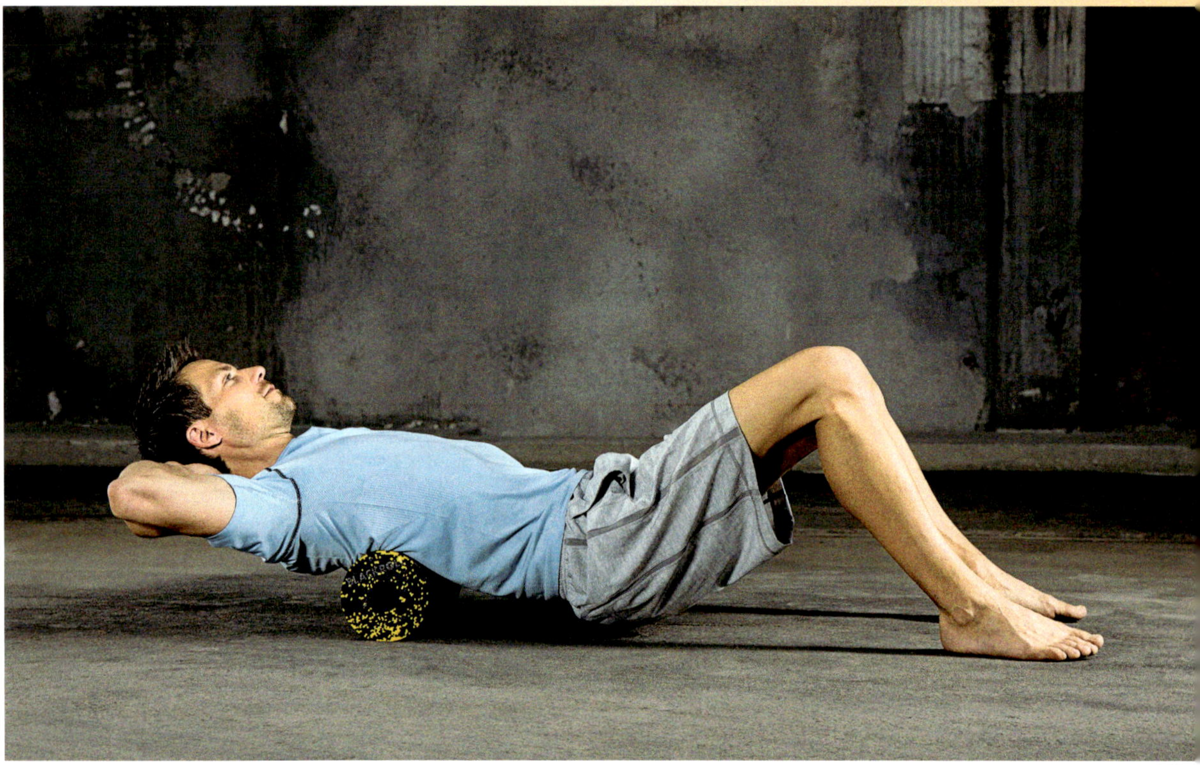

BASICS

FUNCTIONAL TRAINING

SELF-MYOFASCIAL TECHNIQUES

WORKOUTS

RÜCKEN

ZIEL
• MASSAGE UND MOBILISIERUNG DER RÜCKENMUSKULATUR

Ausgangsposition
· auf den Boden setzen
· Füße anwinkeln, Knie sind im 90-Grad-Winkel gebeugt
· BLACKROLL® unter der Lendenwirbelsäule positionieren, knapp über der Gürtellinie am unteren Rücken
· Gesäß anheben

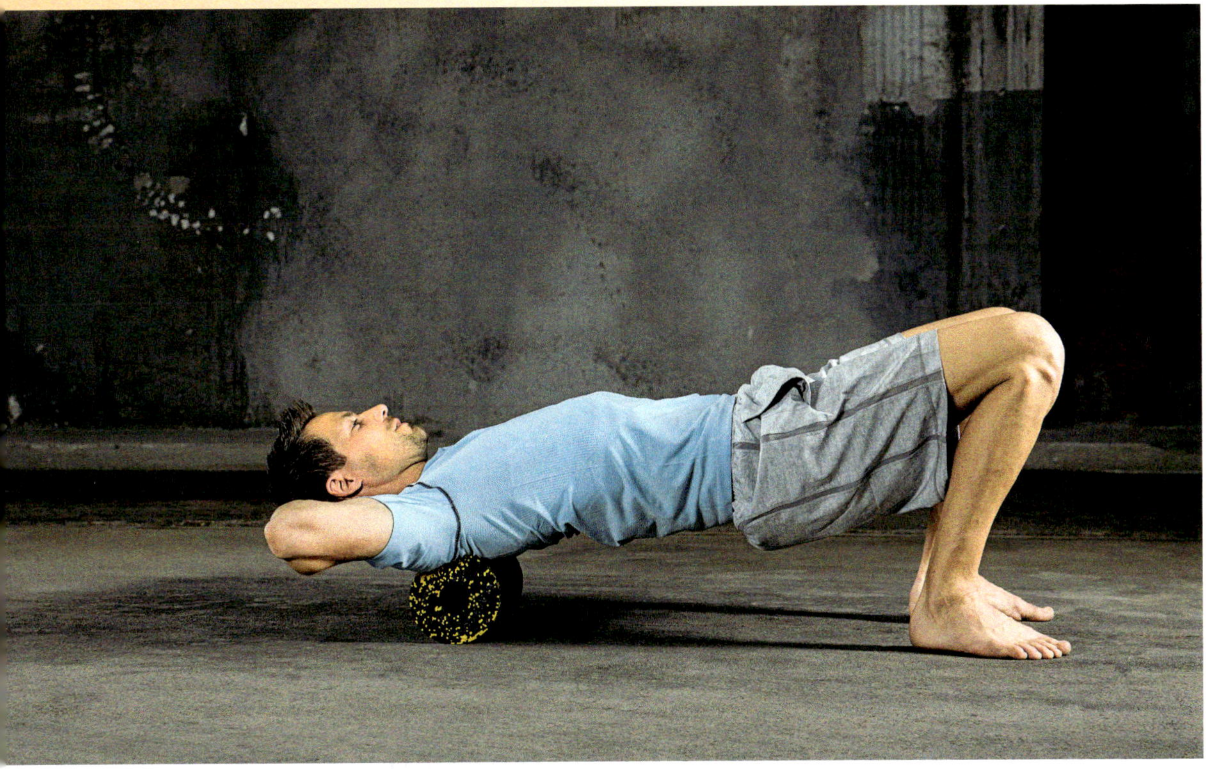

BASICS

FUNCTIONAL TRAINING

SELF-MYOFASCIAL TECHNIQUES

WORKOUTS

TIPP

Mit dieser Übung können Sie die Lumbalfaszie, die für viele Rückenbeschwerden verantwortlich ist, massieren.

Ausführung
· Oberkörper absenken, dabei Hände
  vom Boden nehmen und hinter
  dem Kopf verschränken
· langsam auf der BLACKROLL® in Richtung Brustwirbelsäule rollen,
  indem die Beugung im Kniegelenk verstärkt wird

Darauf achten, dass
· kein Hohlkreuz gemacht wird.
· der Blick nach oben gerichtet ist.

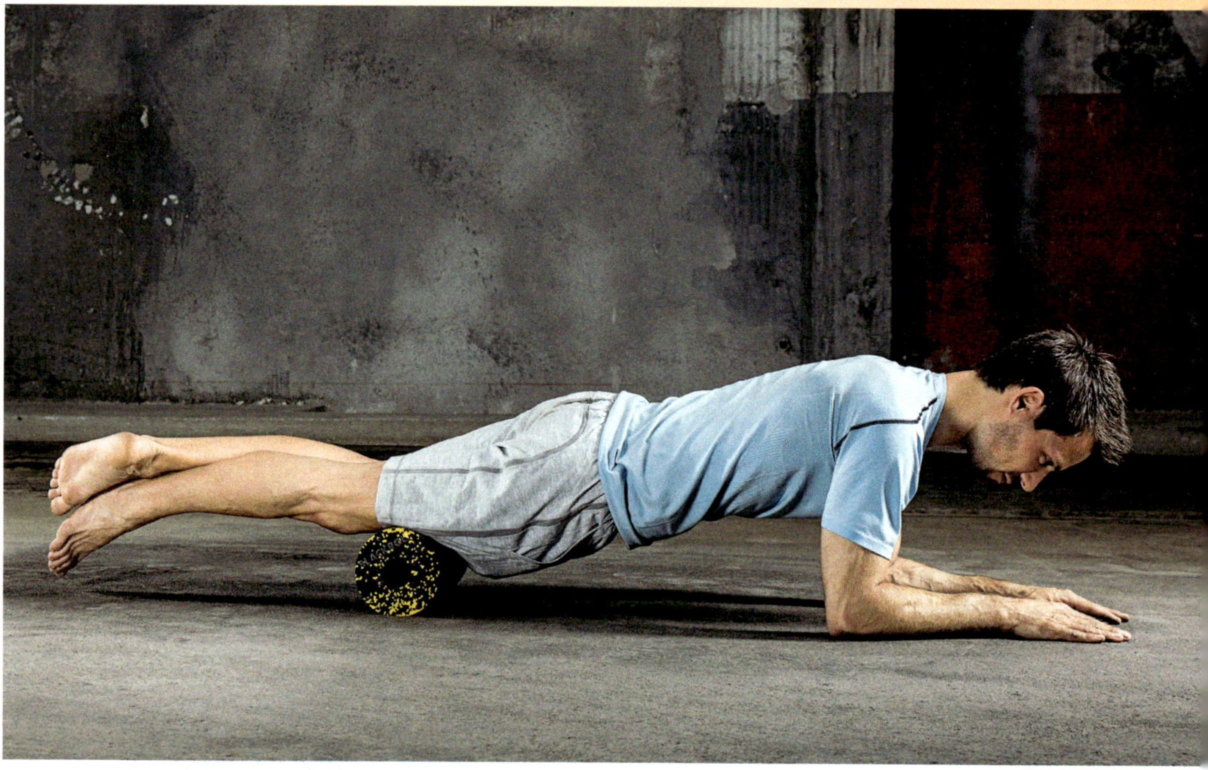

BASICS

FUNCTIONAL TRAINING

SELF-MYOFASCIAL TECHNIQUES

WORKOUTS

VORDERER OBERSCHENKEL

ZIEL
• MASSAGE UND MOBILISIERUNG DER VORDEREN OBERSCHENKELMUSKULATUR

Ausgangsposition
· in Bauchlage auf den Boden legen
· die BLACKROLL® unter dem Oberschenkel positionieren
· die Beine ausstrecken
· auf den angewinkelten Unterarmen aufstützen

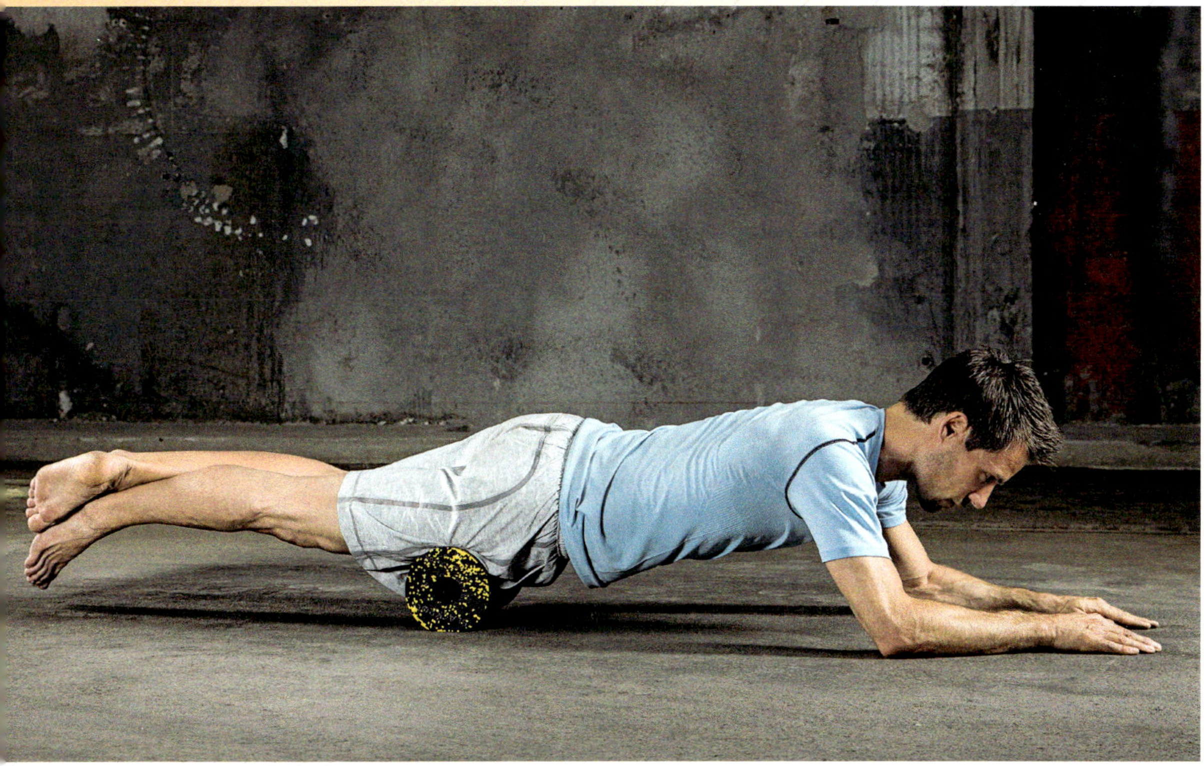

BASICS

FUNCTIONAL TRAINING

SELF-MYOFASCIAL TECHNIQUES

WORKOUTS

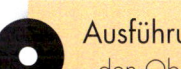

Ausführung

· den Oberkörper vor- und zurückschieben, um mit dem Oberschenkel auf der BLACKROLL® hin und her zu rollen
· die Oberschenkelvorderseite vom Kniegelenk bis zur Leiste massieren
· dann die Seite wechseln

TIPP

Um die Schwierigkeit bzw. den Druck zu erhöhen, die BLACKROLL® nur unter einen Oberschenkel legen beziehungsweise das andere Bein darüberschlagen oder anheben.

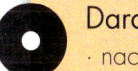

Darauf achten, dass

· nach jedem Zyklus die Füße leicht nach außen oder innen gedreht werden, damit auch die inneren und äußeren Muskelpartien bearbeitet werden.

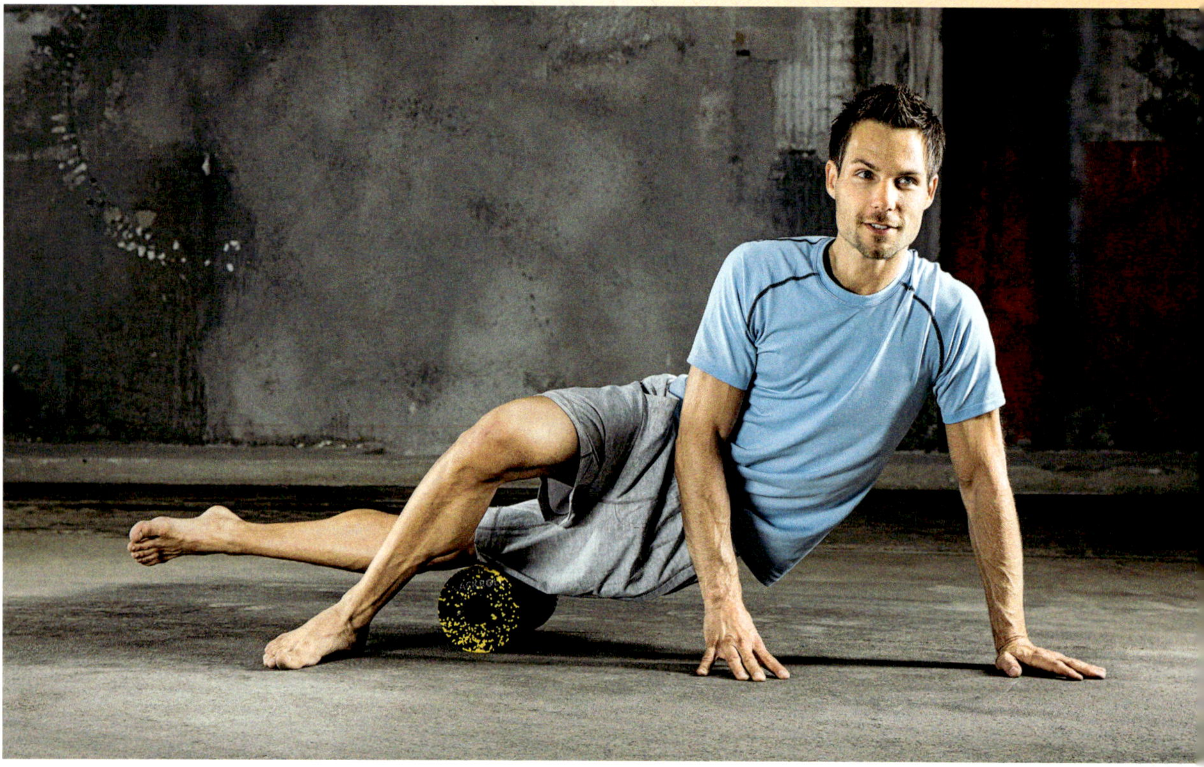

BASICS

FUNCTIONAL TRAINING

SELF-MYOFASCIAL TECHNIQUES

WORKOUTS

ÄUSSERER OBERSCHENKEL

ZIEL
• MASSAGE UND MOBILISIERUNG DER ÄUSSEREN OBERSCHENKELMUSKULATUR

Ausgangsposition
· in den Seitstütz gehen
· die BLACKROLL® unter der Oberschenkelaußenseite des unten liegenden Beines positionieren
· den Oberkörper aufrichten und mit fast durchgestreckten Armen abstützen
· das Bein auf der Rolle ausstrecken
· das andere Bein vorm Körper aufstellen, um sich abzustützen

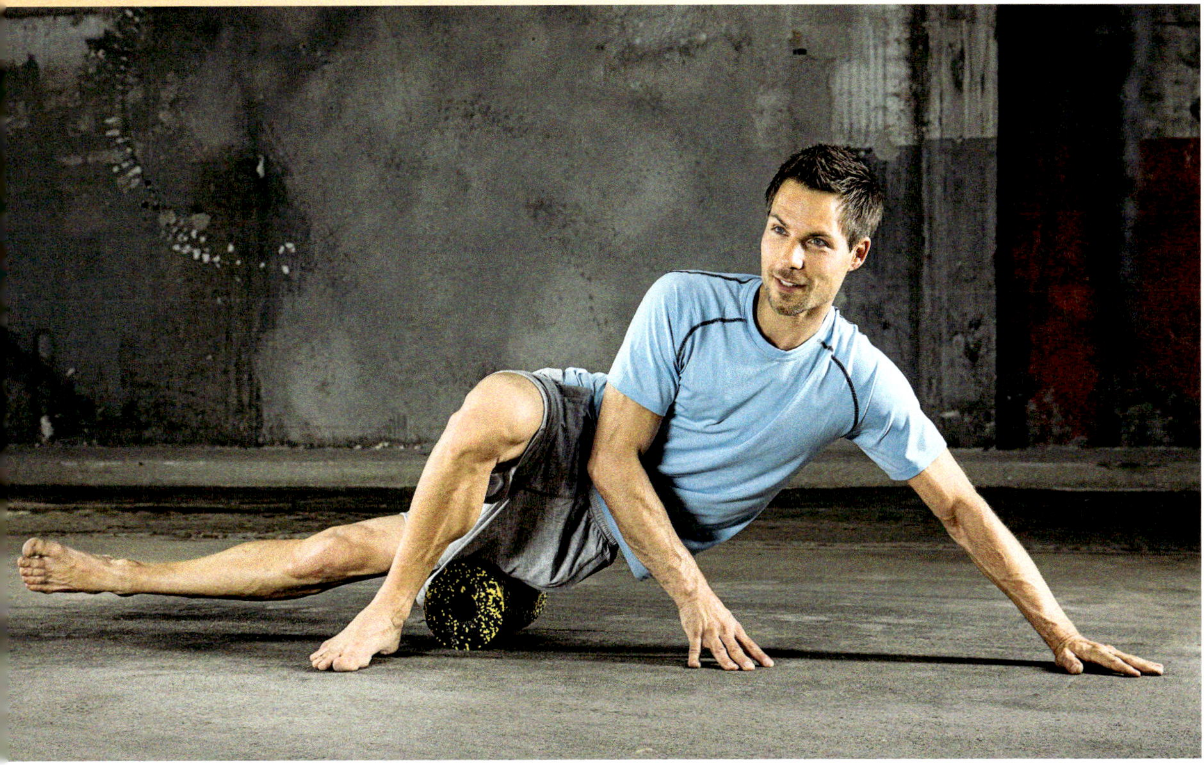

TIPP

Um den Schwierigkeits-grad zu steigern, das Standbein vom Boden weg-nehmen und auf das andere Bein legen.

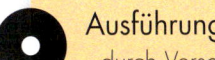

Ausführung
· durch Verschieben des Oberkörpers auf der Rolle langsam hin- und herrollen
· den ganzen Bereich von der Hüfte bis kurz vor dem Kniegelenk »bearbeiten«
· dann die Seite wechseln

Darauf achten, dass
· nach jedem Zyklus die Füße leicht nach außen oder innen gedreht werden, damit auch die inneren und äußeren Muskelpartien massiert werden.

BASICS

FUNCTIONAL TRAINING

SELF-MYOFASCIAL TECHNIQUES

WORKOUTS

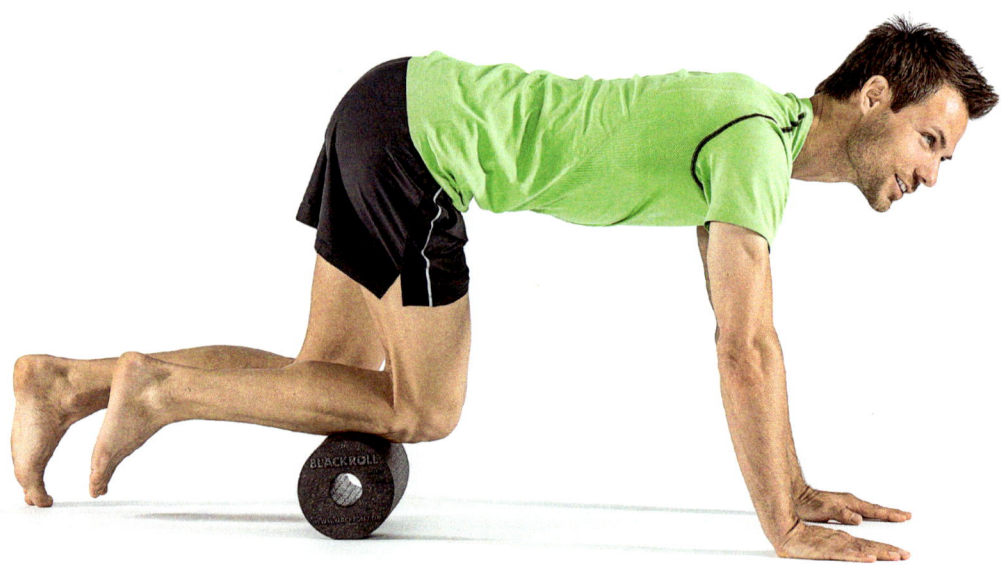

SCHIENBEIN

ZIEL
• MASSAGE UND MOBILISIERUNG DES SCHIENBEINMUSKELS

Ausgangsposition
· in den Vierfüßlerstand gehen
· mit den Zehenspitzen abstützen, Arme sind leicht angewinkelt
· die Knie leicht vom Boden abheben
· die BLACKROLL® knapp unterhalb des Knies leicht auf die Unterschenkelaußenseite positionieren

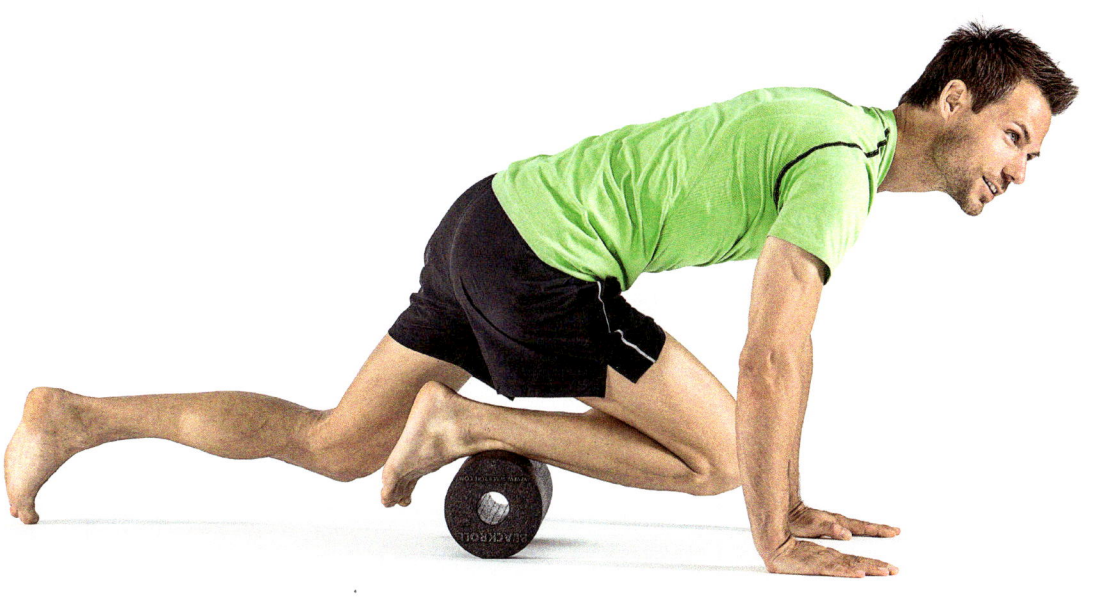

 Ausführung
· den Unterschenkel auf der BLACKROLL® hin- und herrollen
· das Bein ohne Ausweichbewegung zur Seite über die Rolle führen
· Druck so wählen, wie er ausgehalten werden kann
· dann die Seite wechseln

Darauf achten, dass
· alle Muskelteile vom Spann bis hinauf zum Knie bearbeitet werden.
· das Körpergewicht gleichmäßig verteilt ist und nicht nur auf den Armen lastet.

BASICS

FUNCTIONAL TRAINING

SELF-MYOFASCIAL TECHNIQUES

WORKOUTS

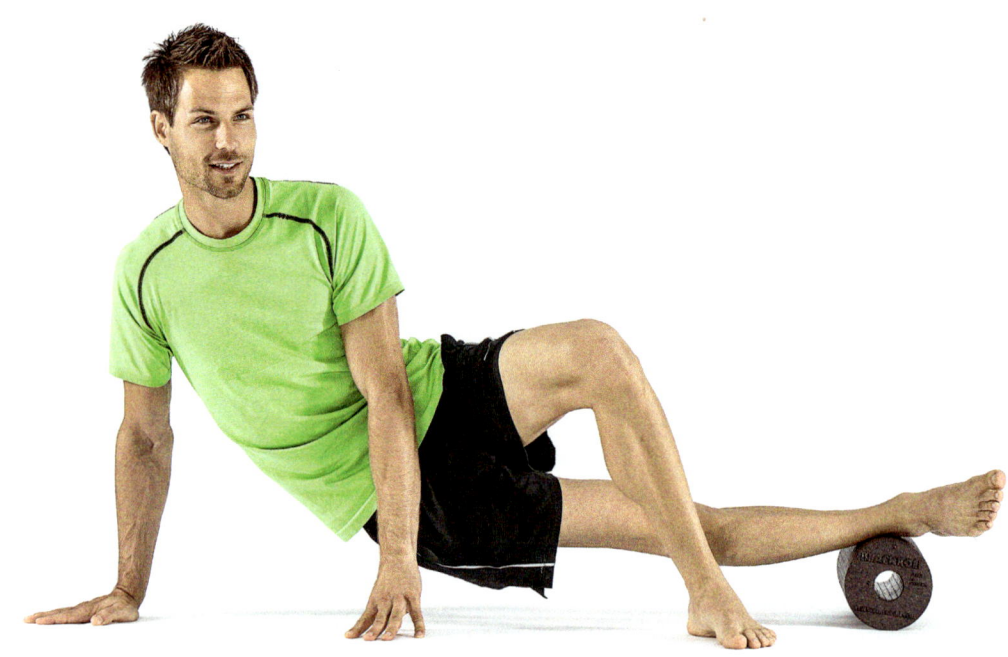

UNTERSCHENKEL-AUSSENSEITE

ZIEL
• MASSAGE UND MOBILISIERUNG DER UNTERSCHENKELAUSSENSEITE

Ausgangsposition
· die Seitstützposition einnehmen
· mit beiden Armen aufstützen
· die BLACKROLL® unter die Unterschenkelaußenseite (unterer Bereich der Wade)
  des näher am Boden befindlichen Beines positionieren
· mit dem anderen Bein, das vor den Körper aufgestellt wird, abstützen

BASICS

FUNCTIONAL TRAINING

SELF-MYOFASCIAL TECHNIQUES

WORKOUTS

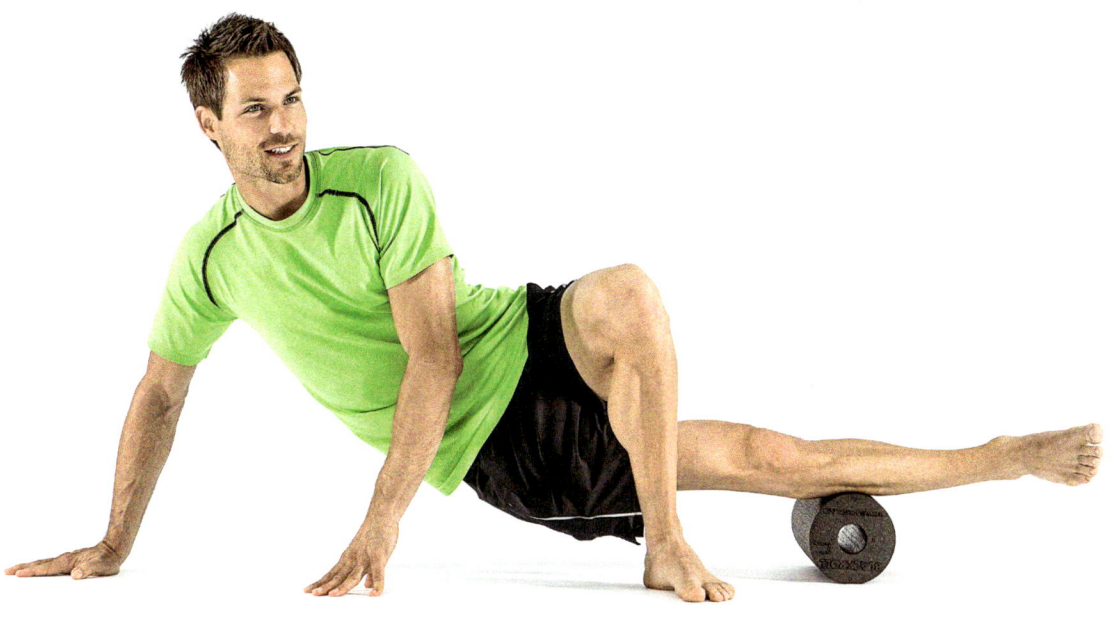

TIPP

Um die Schwierigkeit beziehungsweise die Wirkung zu erhöhen, das vordere Bein auf dem zu massierenden Bein ablegen.

Ausführung

· langsam den Unterschenkel auf der
  BLACKROLL® hin- und herrollen
· um das zu erreichen, den Oberkörper langsam nach oben ziehen
  und wieder zurückgleiten
· dann die Seite wechseln

Darauf achten, dass

· alle Muskelpartien ab der Ferse bis knapp unters Kniegelenk massiert werden.

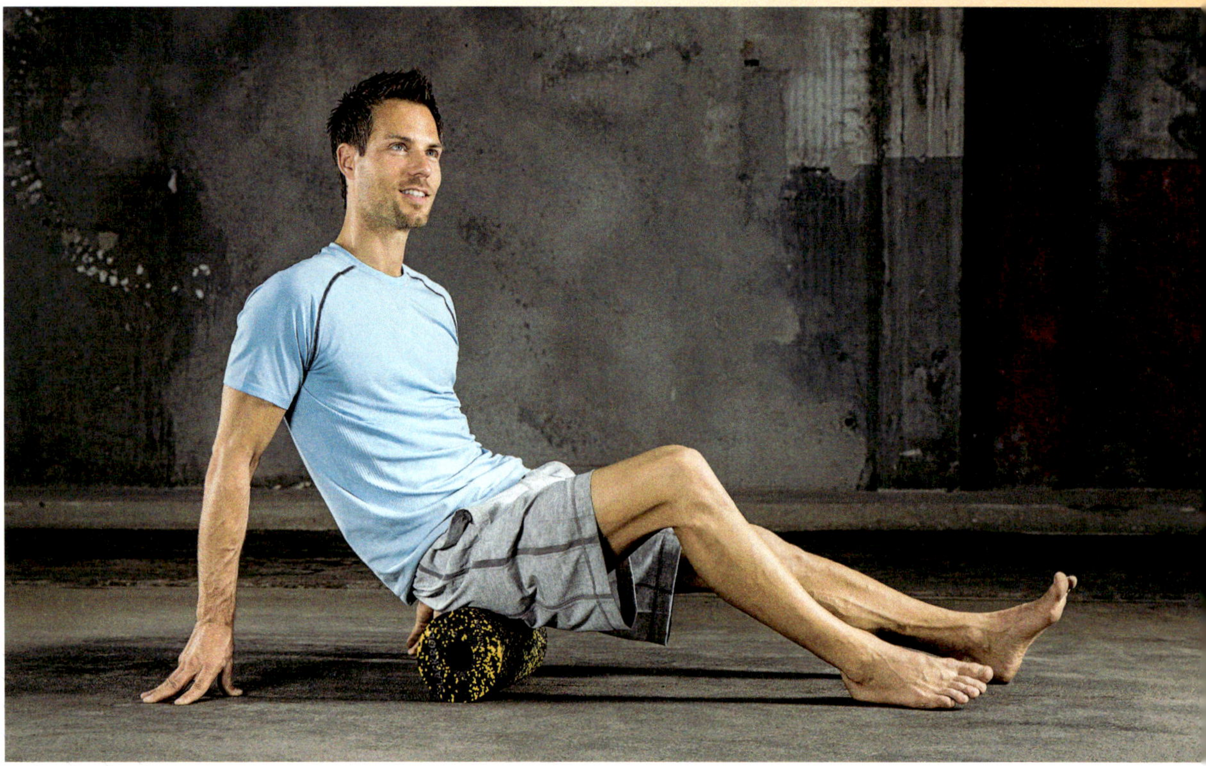

BASICS

FUNCTIONAL TRAINING

SELF-MYOFASCIAL TECHNIQUES

WORKOUTS

GESÄSS

ZIEL
- MASSAGE UND MOBILISIERUNG DER GESÄSSMUSKULATUR

Ausgangsposition
- auf den Boden setzen und mit den Händen schulterbreit aufstützen
- die BLACKROLL® oder den BLACKROLL®-Ball unter dem Gesäß positionieren und das Körpergewicht daraufverlagern
- ein Bein aufstellen, um den Druck zu erhöhen, das andere Bein locker ausstrecken

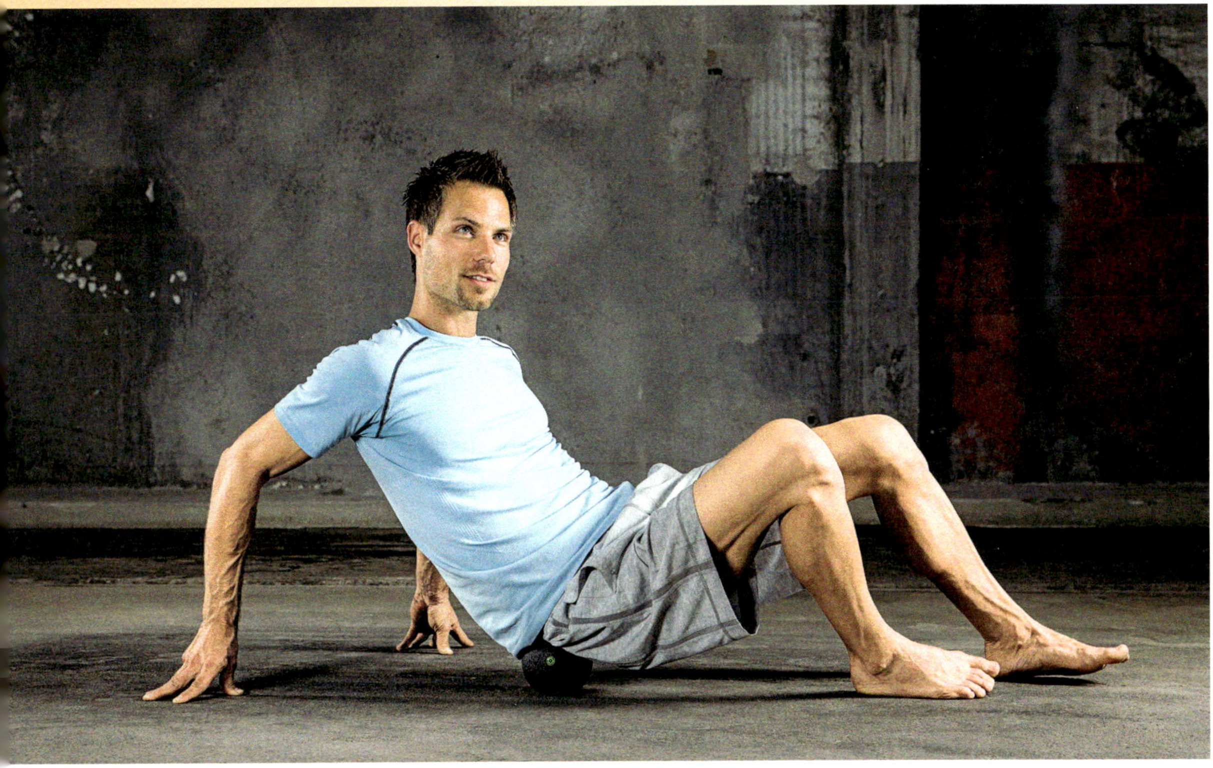

Ausführung
· sobald die BLACKROLL® positioniert ist, das angewinkelte Bein leicht vom Boden abheben und das Bein nach außen drehen
· dann langsam mit der BLACKROLL® unter dem Gesäß vor- und zurückrollen
· dann die Seite wechseln

Darauf achten, dass
· nicht auf den knöchernen Bereichen gerollt wird.
· während der Übung tief ein- und ausgeatmet wird.

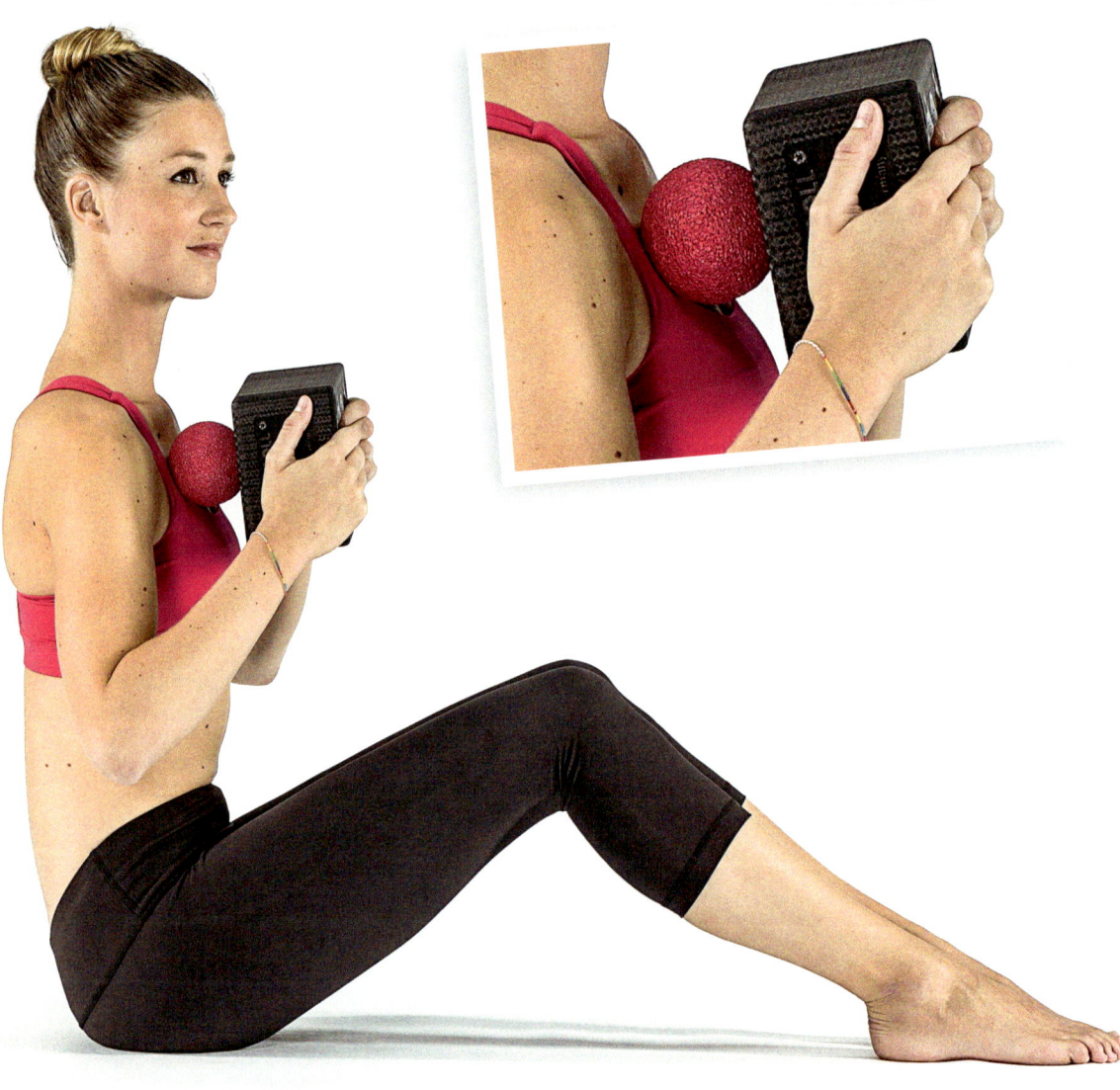

BRUST

ZIEL
• MASSAGE DER BRUSTMUSKULATUR (MUSCULUS PECTORALIS)

Ausgangsposition
· auf den Boden setzen, dabei die Füße leicht anwinkeln
· den BLACKROLL®-Ball auf der Brust neben der Achselhöhle und knapp unterhalb des Schlüsselbeins positionieren
· dann den BLACKROLL®-Block auf der Mitte des BLACKROLL®-Balls platzieren
· mit beiden Armen mäßigen Druck auf den Block ausüben

Ausführung
· in kleinen Kreisen und schaukelnden Bewegungen mit dem Ball über den Bereich rollen
· auf der gegenüberliegenden Seite wiederholen
· eine komplette Massage dauert ca. 30 Sekunden pro Seite

Darauf achten, dass
· dabei langsam und tief eingeatmet wird. So dringt die Massage tief in das Gewebe der Brustmuskulatur ein.

BASICS

FUNCTIONAL TRAINING

SELF-MYOFASCIAL
TECHNIQUES

WORKOUTS

SELF-MYOFASCIAL TECHNIQUES MIT DEM BLACKROLL®-BOOSTER

Für die Self-myofascial Techniques kann der BLACKROLL®-Booster allein als Handgerät oder eine 30 cm lange BLACKROLL® mit dem Booster angewendet werden. Die Ausführung in Verbindung mit der BLACKROLL® ist identisch mit der Ausführung bei den zuvor beschriebenen Selbstmassagen. Generell können alle Massagetechniken, die in Längs- oder Querrichtung erfolgen, auch mit dem BLACKROLL®-Booster durchgeführt werden.

Robert Schleip beschreibt die Wirkung wie folgt: »Durch den Vibrationsmechanismus werden Stoffwechsel und Durchblutung stark angeregt, gleichzeitig wird der Schmerz gedämpft. Das ist bei der Therapie von akuten und chronischen Beschwerden außerordentlich hilfreich. Die Stimulation gelangt in die Tiefe des Gewebes und wirkt wie eine wohltuende Dusche auf die Dehnungsrezeptoren des Fasziengewebes. Die Körperwahrnehmung wird verbessert, man fühlt sich wie neugeboren.«

Je nach Vibrationsintensität haben die Compress-und-Shake-Techniken komplett unterschiedliche Anwendungsgebiete. Sie eignen sich sowohl zum gezielten Warm-up, zur Aktivierung der Muskulatur und Steigerung der Propriozeption, als auch zur Beschleunigung der Regeneration, Reduktion von Muskelkater und Selbstmassage von Hotspots.

HOTSPOT-THERAPIE (MIT UND OHNE BLACKROLL®)

Funktionelle Störungen des Muskel- und Bindegewebes machen sich oft in Form der auf Seite 39 beschriebenen schmerzhaften und verquollenen Hotspots bemerkbar. Sie können diese Punkte gezielt mit dem BLACKROLL®-Booster mit wenig Vibration (12–20 Hz oder 1–2 LEDs) selbst massieren.

Je nachdem, wo sich der schmerzhafte Punkt befindet, können Sie entscheiden, ob die den Booster in der Rolle oder allein benutzen. Wenn der Schmerzpunkt großflächiger ist oder tiefer im Gewebe sitzt (zum Beispiel im Oberschenkelmuskel), dann verwenden Sie den Booster mit der BLACKROLL®. Sollte sich der Hotspot eher oberflächlich oder an den Armen bemerkbar machen, verwenden Sie den Booster-Head direkt auf der Haut.

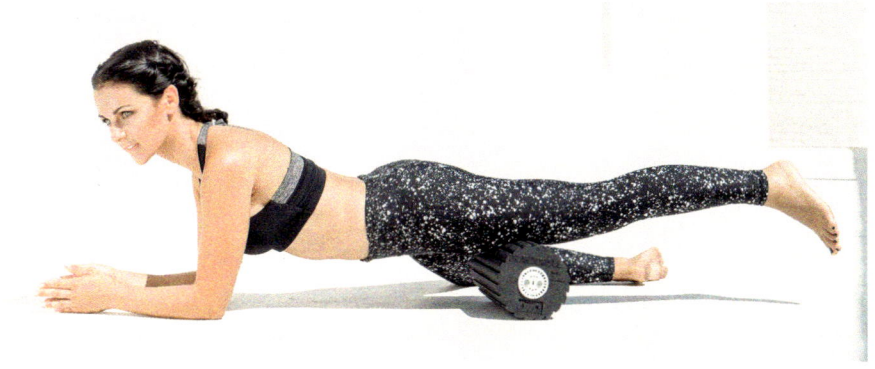

Hotspot-Massage am Quadrizeps-Muskel

HOTSPOT-THERAPIE OHNE BLACKROLL®

- Durch Druck und Vibrationen wird das Wohlbefinden verbessert.
- Der Booster-Head kann zur Behandlung von Schmerzen und Bewegungseinschränkungen eingesetzt werden. Möglich sind tiefenwirksame, punktuelle Anwendungen sowie flächige Behandlungen ähnlich einer Shearing-Anwendung. Durch die oszillierende Schwingung des Booster-Kerns werden verschiedene Muskelschichten massiert. Sowohl hochintensive als auch niederfrequente Vibration ist möglich. Die hochintensive Vibration wirkt anregend, die niederfrequente Vibration erreicht hingegen tiefere Gewebeschichten.
- Die Massage wirkt anregend oder entspannend und kann auch Nerven- und Muskelschmerzen lindern. Sie eignet sich ideal für Schmerzpunkte an Rücken, Nacken, Brust, Armen und Beinen.

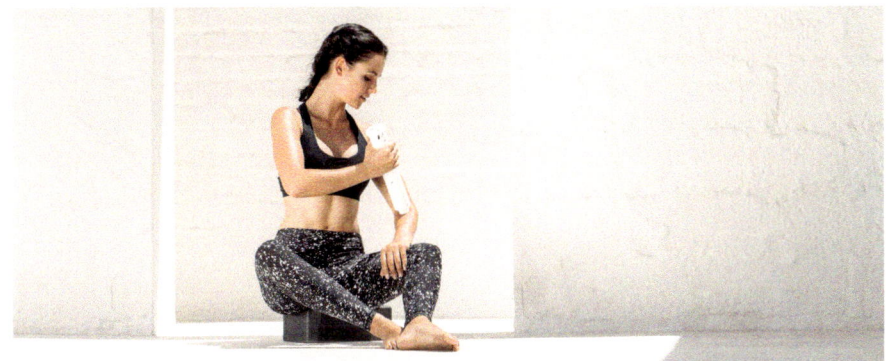

Hotspot-Massage bei Tennis- oder Maus-Ellbogen

FIT WERDEN MIT DER BLACKROLL®-FASZIENTRAINING-APP

- Sie nutzen bereits unsere BLACKROLL®-Produkte, aber wissen nicht recht, was Sie alles damit anstellen können?
- Sie möchten nicht nur rollen, sondern auch funktionell mit unseren Produkten trainieren?
- Sie haben bestimmte Beschwerden und möchten diesen aktiv selbst entgegenwirken?

DANN IST UNSERE KOSTENLOSE BLACKROLL®-APP GENAU DAS RICHTIGE FÜR SIE!

Hier finden Sie eine Vielzahl an Übungen, Trainingseinheiten, Informationen sowie verschiedene Einstiegsmöglichkeiten.

- Zur Selbstmassage
- Zur Regeneration
- Für funktionelles Training
- Mit unterschiedlichen Produkten
- Für jede Körperregion

STARTEN SIE IN EINEN BEWEGLICHEREN, GESÜNDEREN UND LEISTUNGSFÄHIGEREN ALLTAG!

APP DIREKT AUFS SMARTPHONE LADEN UND FIT ROLLEN:

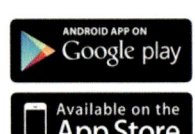

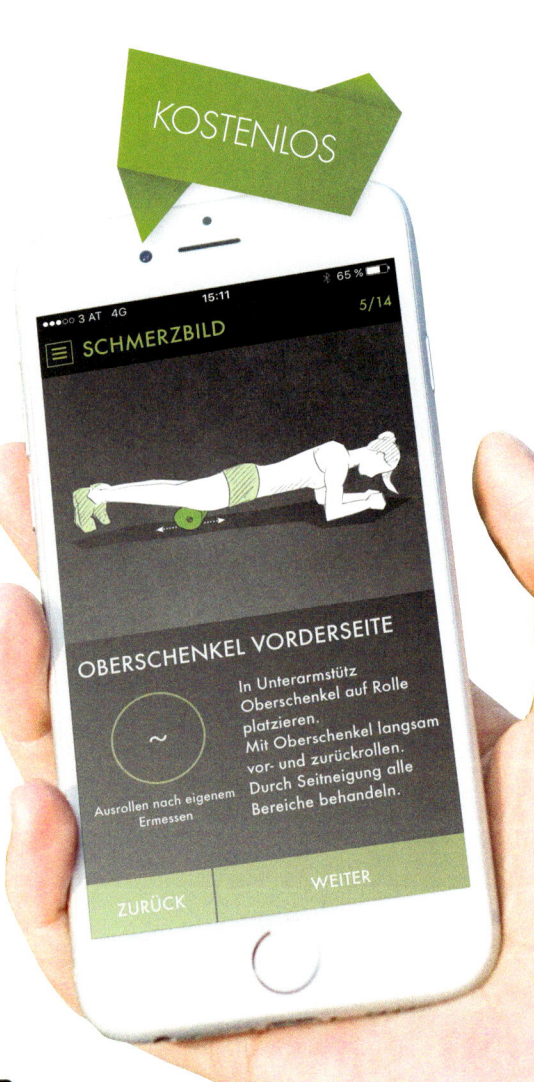

www.blackroll.com/app

DIE BLACKROLL®-FASZIENTRAINING-APP BIETET VERSCHIEDENSTE BEREICHE FÜR ALLE BEDÜRFNISSE:

TRAINING
Für funktionelles Training

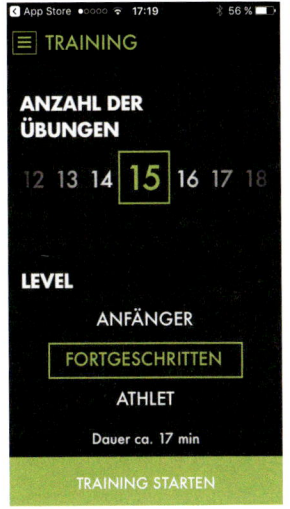
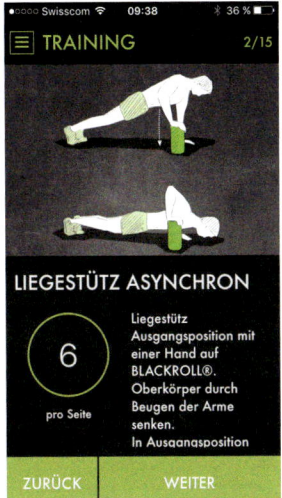

ROLLOUT
Zur Regeneration und Selbstmassage

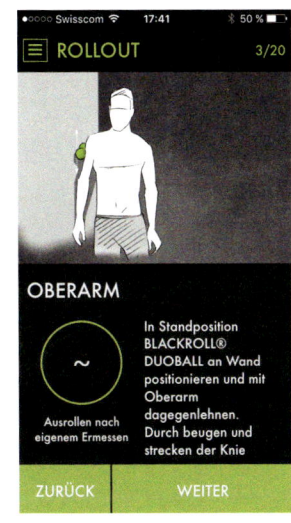
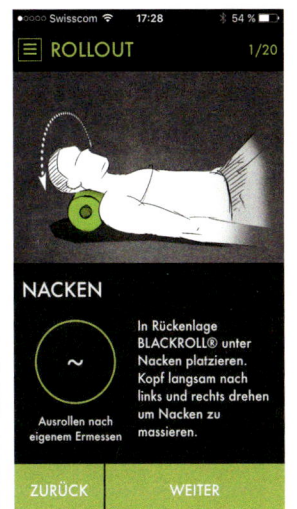

SCHMERZBILD
Übungen für spezifische Körperregionen

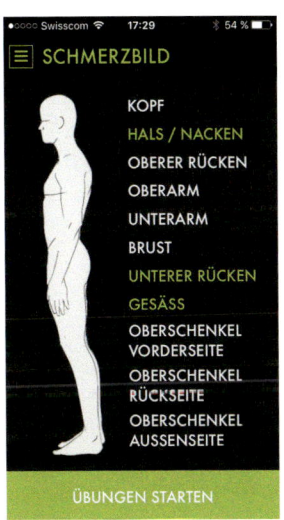
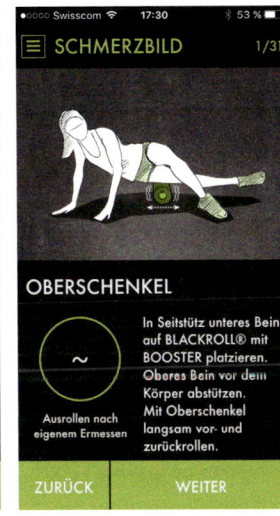

PRODUKTE
Übungen für jedes gewünschte BLACKROLL®-Produkt

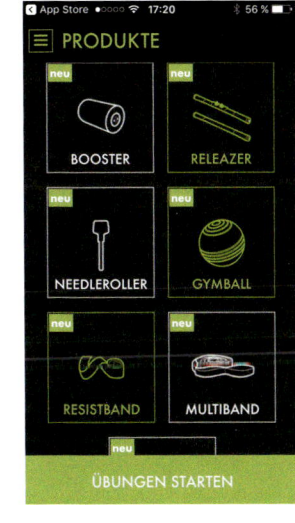
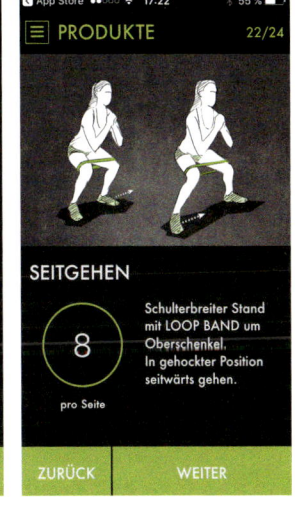

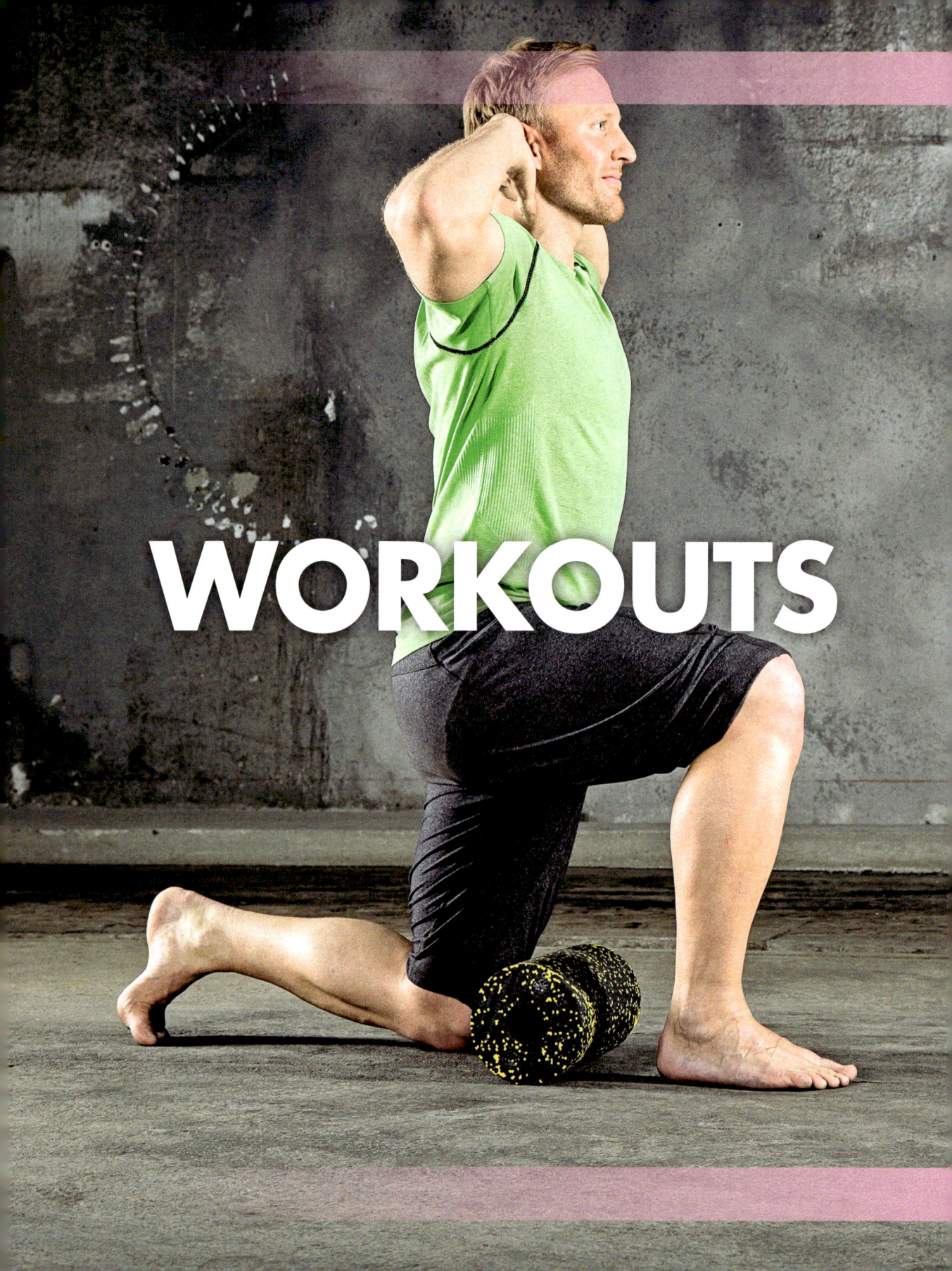

WORKOUTS

WIE SIE OPTIMAL
MIT DER BLACKROLL®
TRAINIEREN

In diesem Kapitel erfahren Sie, wie ein Training mit der BLACKROLL® sinnvoll aufgebaut wird, wie oft und wie Sie trainieren sollten, um einen optimalen Effekt zu erzielen. Neben einem allgemeinen Trainingsschema werden auch spezielle Pläne für einzelne Sportarten angeboten.

Jeder Sportler, ob Hobbyathlet oder Profi, sollte ein funktionelles Faszienworkout mit der BLACKROLL® in sein Training integrieren – egal, ob er Beschwerden hat oder nicht. Oftmals sind zwar Ausdauer oder die Beinkraft ausgereizt – dafür gibt es aber noch Schwächen bei der Stabilität, Mobilität, Beweglichkeit sowie funktionellen Kraft. Durch diese Workouts lassen sich Überlastungsschäden vermeiden und der Transfer der Energie durch den gesamten Körper wird verbessert.

Das Zusammenspiel der Muskeln und Faszien intensiviert sich. Die Bewegungen werden harmonischer, es kommt viel weniger zu Fehlhaltungen und Ausgleichsbewegungen, durch die Verletzungen hervorgerufen werden.

ALLGEMEINER TRAININGSPLAN

FUNKTIONELLE ÜBUNGEN

Wer gezielt seine Fitness trainieren will, sollte in jedem Workout Übungen aus den Bereichen Balance, Mobilität, Stabilität und Kraft absolvieren. Die Balance- und Mobilitätsübungen ersetzen das klassische Warm-up und lassen sich auch ideal als Aufwärmprogramm für andere Sportarten einsetzen. Danach sollte der Trainierende mindestens fünf verschiedene Übungen aus den Bereichen Stabilität und Kraft in sein Programm einbauen. Dabei sollten möglichst unterschiedliche Bewegungsmuster und Muskelgruppen trainiert werden.

Viele Übungen wurden in verschiedenen Schwierigkeitsgraden vorgestellt (siehe Tabelle rechts). Wichtig ist es, immer erst den Bewegungsablauf der Basisübungen zu erlernen und zu beherrschen, ehe die Übung gesteigert, das heißt zu einem schwierigeren Level übergangen wird. Eine Übung gilt dann als erfolgreich gemeistert, wenn der Sportler locker 7 Wiederholungen (pro Seite) und 3 Runden bzw. Sätze davon machen kann. Bei den statischen Stabilitätsübungen (Unterarmstütz Level 1 und alle Seitstütz-Übungen) dagegen wird die Trainingsintensität über die Zeit gesteuert. Level 1 gilt als bewältigt, wenn über drei Sätze hinweg die Übung etwa 30 Sekunden lang mit gleichbleibender Körperhaltung gehalten werden kann. Bei Level 2 und 3 des Unterarmstützes sowie bei den ebenfalls dynamischen Stabilitätsübungen Bergsteiger und Hürdenschritt werden 7 Wiederholungen pro Seite ausgeführt. Sollte bei allen Übungen das höchste Level erreicht sein, deutet das auf einen sehr guten Fitnesszustand hin. Wer will, kann bei den Stabilitäts- und Kraftübungen den Schwierigkeitsgrad weiter erhöhen, indem er das Workout mit Gewichten und/oder auf instabilem Untergrund ausführt. Eine weitere Möglichkeit ist, die Wiederholungszahl zu steigern. Das System von 3 Sätzen à 7 Wiederholungen hat sich für ein erfolgreiches Training bewährt – ob für Freizeitsportler oder Profis. Trainiert werden sollte an drei bis vier Tagen pro Woche – jeweils unterbrochen durch einen Ruhetag. Die Form kann nämlich nur gesteigert werden, wenn der Organismus ausreichend Zeit bekommt, den Trainingsreiz zu verarbeiten, was den Sportler schließlich besser werden lässt.

MYOFASZIALE TECHNIKEN

Die Selbstmassage mit der BLACKROLL® sollte ebenfalls drei bis vier Mal pro Woche erfolgen – entweder im Anschluss an die Workouts beziehungsweise eine sportliche Trainingseinheit oder aber separat. Hier gelten 30 Sekunden pro Übung als ideale Massagezeit. Jede Muskelgruppe wird dabei einmal massiert.

DIE FUNKTIONELLEN ÜBUNGEN MIT IHREN PROGRESSIONEN

BALANCE			
Standwaage S. 54			
MOBILITÄT			
Ausfallschritt vorwärts S. 58			
Ausfallschritt seitwärts S. 60			
Kniebeuge Level 1 S. 62	Kniebeuge Level 2 S. 64	Kniebeuge Level 3 S. 66	
BWS-Mobilisation S. 68			
Oberkörper-mobilisation S. 70			
STABILITÄT			
Unterarmstütz Level 1 S. 74	Unterarmstütz Level 2 S. 75	Unterarmstütz Level 3 S. 76	Einseitiger Unterarmstütz S. 78
Bergsteiger S. 80			
Seitstütz Level 1 S. 82	Seitstütz Level 2 S. 83	Seitstütz Level 3 S. 84	
Hürdenschritt S. 86			
KRAFT			
Gerader Crunch S. 90			
Diagonaler Crunch S. 92			
Umgekehrter Crunch Level 1 S. 94	Umgekehrter Crunch Level 2 S. 96	Umgekehrter Crunch Level 3 S. 98	
Frauenliegestütz Level 1 S. 100	Frauenliegestütz Level 2 S. 102		
Liegestütz Level 1 S. 104	Liegestütz Level 2 S. 106	Liegestütz Level 3 S. 108	Power-Liegestütz S. 110
Hüftbrücke Level 1 S. 112	Hüftbrücke Level 2 S. 113	Gray-Cook-Hüftbrücke S. 114	

TRAININGSPLÄNE FÜR BESTIMMTE SPORTARTEN

LAUFEN

Auch wenn es von außen betrachtet leichtfüßig erscheint, so stellt das Laufen unterschiedliche Anforderungen an den Bewegungsapparat.

Die linearen Bewegungen des Laufens bestehen aus Beschleunigung, absoluter Geschwindigkeit und Verzögerung beziehungsweise Abbremsen. Die Haltung für diese drei Varianten unterscheidet sich aber voneinander und beansprucht den Bewegungsapparat mit Muskeln, Knochen und Faszien unterschiedlich.

So ist das Laufen eine Bewegung in der Sagittalebene, die starke Hüftbeuger, Kniestrecker und Plantarflexoren mit relativ schwachen Hüftabduktoren und Hüftstreckern fördert.

Als Workouts eignen sich Bauch-Rücken-Übungen, um die Hüfte zu stabilisieren. Das bei Läufern bekannte »Absitzen« lässt sich durch die Kräftigung des Rumpfs vermeiden. Der Sportler läuft länger aufrecht und kann auch das sportartspezifische Bewegungsmuster besser umsetzen. Dieses Training optimiert auch die Funktionalität von Knie- und Fußgelenken und schützt dort vor Überlastungen.

Allgemeine Laufverletzungen des Unterkörpers sind Oberschenkel-Tendinopathie, patellofemorales Syndrom, Tractus-iliotibialis-Syndrom, mediales Tibia-Stress-Syndrom, Achillodynie, Fersensporn, Plantarfasciitis und ein seitlich verstauchter Knöchel (Supinationstrauma).

Obwohl die Symptome bestimmter Verletzungen variieren, ist die Entstehung von Überlastungsschäden in der Regel eine kumulative Wirkung von mehreren verschiedenen auslösenden Faktoren. Die häufigsten Verletzungsursachen sind: eine schnelle Änderung in der Dauer, der Häufigkeit oder der Intensität eines Trainingsprogramms; oftmals verstärkt durch mangelnde Bewegungsqualität.

ÜBUNGEN

1. KNIEBEUGE   siehe Seite 62, 64, 66
2. AUSFALLSCHRITT VORWÄRTS/SEITWÄRTS   siehe Seite 54, 58
3. BERGSTEIGER   siehe Seite 80

RADFAHREN

Um möglichst effizient Rad zu fahren und die eingesetzte Leistung in Schub zu verwandeln, ist zunächst einmal die Sitzposition entscheidend. Diese setzt sich aus den Kontaktpunkten Füße am Pedal, Po am Sattel und Hände am Lenker zusammen. Dabei sollten allerdings immer die Bewegungsfreiheit der Beine und eine funktionell-effiziente sowie entspannte Körperhaltung gewährleistet sein.

Obwohl sich in erster Linie die Beine bewegen, um Energie zu erzeugen, ist der Oberkörper bei der Kraftproduktion beteiligt. Er dient als Anker und soll ein Widerlager zu den Beinen bilden.

Obwohl Radfahren in erster Linie eine Bewegung in der Sagittalebene – dem Treten und Ziehen nach oben und unten – verlangt, muss der Radfahrer dreidimensionale Bewegungen trainieren, um den Rumpf zu kräftigen, damit er den Torsionsbelastungen bei Antritten, beim Sprinten sowie bei schnellen Kurvenfahrten standhalten kann. Ein funktionierender stabilisierter Rumpf ist die solide Basis dafür, dass die am Tretzyklus beteiligte Beinmuskulatur relativ verlustfrei die Kraft aufs Pedal bringt.

Die grundlegenden Aufgaben des funktionellen Faszientrainings mit der BLACKROLL® sind hier die richtige Aktivierung des Zwerchfells und die Stabilisierung des Rumpfs. Nur wenn richtig geatmet wird, kann überhaupt eine Stabilisierung der Lenden-Becken-Region erreicht werden. Skapulothorakale und glenohumerale Zentrierung ist ebenfalls entscheidend für die Stabilität und Funktion des Radfahrers. Ein weiterer entscheidender Trainingsaspekt sollte die Mobilisierung der Brustwirbelsäule darstellen. Diese neigt aufgrund der Position beim Radfahren zur Unbeweglichkeit.

ÜBUNGEN

1. KNIEBEUGE siehe Seite 62, 64, 66
2. BERGSTEIGER siehe Seite 80
3. BWS-MOBILISATION siehe Seite 68

TEAM- UND BALLSPORT

Bewegungen mit oder am Ball gelten als Schlüssel zum Erfolg. Spieler neigen dazu, den Großteil ihrer Zeit in der Praxis der Verbesserung ihrer Fähigkeiten mit dem Ball zu widmen. Vergleichsweise wenig Zeit wird beim Training auf grundlegende Bewegungsfertigkeiten ohne Ball wie Springen, Rutschen, Laufen und Crossover-Schritte verwendet. Genau wie die Fähigkeiten am Ball verbessern sich grundlegende Bewegungsfertigkeiten, wenn spezifische Muster im Trainingsprogramm absolviert werden. Solch ein Programm sollte aus einer Reihe von speziellen Übungen bestehen, um jegliche Bewegungsfähigkeit zu verbessern. Letztlich ist Ziel des Programms, dass der Spieler die Fähigkeiten besitzt, effiziente und leistungsstarke Bewegungsmuster zu entwickeln, die das Verletzungsrisiko minimieren und die Leistung nachhaltig verbessern.

Verletzungen können durch die richtige Art des Trainings und die richtige Übungsauswahl verhindert bzw. minimiert werden. Viele dieser Verletzungen können durch den Einbau von spezifischen Trainingsprogrammen im Aufwärmen, dem Training des Gleichgewichts, der Beweglichkeit und der Kraft vermieden werden. Starke Knieprobleme treten zum Beispiel in Situationen schneller Richtungswechsel auf, in der Regel während eines Fouls oder bei der Landung nach Sprüngen. Die Spieler müssen eine richtige Lauftechnik erlernen, Hüfte, Knie und Knöchel in Ausrichtung beizubehalten, und richtige Schub- und Landetechniken trainieren durch das Üben der Landung, während das Knie kontrolliert über der Großen-Zeh-Position gehalten wird.

ÜBUNGEN

1. KNIEBEUGE siehe Seite 62, 64, 66
2. UNTERARMSTÜTZ siehe Seite 74, 75, 76
3. GRAY-COOK-HÜFTBRÜCKE siehe Seite 114

SCHWIMMEN

Schwimmen stellt im Vergleich zu vielen anderen Sportarten unterschiedliche Anforderungen an den Bewegungsapparat. Das Wasser lässt es nicht zu, dass Schwimmer ihren Körper gegen ein unbewegliches Objekt stabilisieren – im Gegensatz etwa zum Boden beim Laufen und Springen. Die Stabilität des Körpers im Wasser resultiert aus der richtigen Aktivierung der Rumpfmuskulatur sowie der Körperbalance im Wasser. Der Rumpf muss zudem die Reaktionskräfte der Extremitäten gegen den Wasserwiderstand während der Bewegungen steuern. Infolgedessen müssen Schwimmer bereits in jungen Jahren beginnen, die Kontrolle über ihren Körper zu entwickeln und weiter zu verfeinern.

Die Schwimmbewegungen können in zwei Kategorien unterteilt werden, basierend auf den unterschiedlichen Arten der Bewegungsmuster von Rumpf und Extremitäten. Freestyle- und Rückenschwimmen sind Längsachsenschläge, bei denen sich die Extremitäten gegengleich zueinander bewegen, der Rumpf rotiert um die Längsachse des Körpers. Dem stehen Brust- und Schmetterlingsschwimmen gegenüber. Sie sind Kurzachsenschläge, weil die Arbeit der Extremitäten eine Synchronbewegung um die transversale Achse des Körpers darstellt.

Training an Land sollte sich deshalb auf grundlegende Bewegungsfähigkeiten konzentrieren, einschließlich eines Trainings der Rumpfstabilität. Ebenso sollte das Training der Balance integriert werden, ideal mit verschiedenen Arm- und Beinpositionen. Zum Beispiel im Einbeinstand die Arme über den Kopf in die Stromlinienposition nehmen und das Spielbein in leichte Streckung und/oder Beugung bringen.

Der verletzungsanfälligste Bereich beim Leistungsschwimmer ist die Schulter. Ihr sollte beim Training an Land eine erhöhte Aufmerksamkeit gewidmet werden. Eine entsprechende Mobilität der Schulter, begleitet von der nötigen muskulären Stabilität dieses Gelenks, sind primäre Aufgaben für das Training an Land.

ÜBUNGEN

1. UNTERARMSTÜTZ — siehe Seite 74, 75, 76
2. BWS-MOBILISATION — siehe Seite 68
3. SEITSTÜTZ — siehe Seite 82, 83, 84